CONSIDÉRATIONS

SUR

LES ÉPIDÉMIES, LES ENDÉMIES,

LES ÉPIZOOTIES ET LES ENZOOTIES;

SUR LA CONTAGION ET L'INFECTION.

DE LA PESTE,

DE LA FIÈVRE JAUNE, DU CHOLÉRA, DES TYPHUS, DU CHARBON,

DE LA VARIOLE, DE LA MORVE, DU FARCIN, ETC.,

AU POINT DE VUE DE L'HYGIÈNE PUBLIQUE;

PAR D. THIBAUT,

DOCTEUR EN MÉDECINE DE LA FACULTÉ DE PARIS, LAURÉAT DU VAL-DE-GRACE, EX-MÉDECIN EN CHEF DES
HÔPITAUX MILITAIRES DE ROCROY, GIVET, MONTMÉDY, THIONVILLE ET COLÉAH (ALGÉRIE),
DE LA SOCIÉTÉ DES SCIENCES MÉDICALES DE LA MOSELLE.

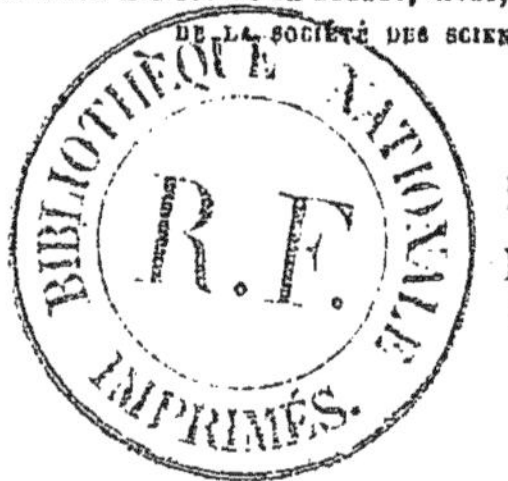

> La philosophie la plus heureuse et
> la plus sage est celle qui nous fait voir
> parfois le côté le moins défavorable
> des circonstances les plus fâcheuses.
> (Comte de LAS CASES.)

METZ.

IMPRIMERIE DE S. LAMORT, RUE DU PALAIS.

1849.

ÉPIDÉMIE ET PANDÉMIE

Un temps de Pasteur, il était admis qu'un virus spécifique était l'origine [illegible] des maladies pestilentielle. La substance spécifique serait, disait-on, par une série d'assimilation des corps des malades et s'attachait à tous les objets imaginables qui, transportés à de grandes distances, propageaient, à trente ans et plus de [illegible] leur influence, tous les maux qui en découlent. Dans la propagation des épidémies, les miasmes invariables et persistantes de la vie n'y étaient pour [illegible] De causes médiat et immédiat, pour les uns, [illegible] la maladie; l'air pouvait en être le véhicule; pour les plus exigeans. La logique des derniers avait besoin d'argument à l'appui de ses prétentions, elle a insisté que l'atmosphère renfermait un venin, ou plutôt un microbe dévorant, à qui il fallait chas[illegible] une [illegible] en a proposé, pour [illegible] se [illegible] d'assainir dans les villes [illegible] des or[illegible] de tout [illegible] des cadavres d'animaux et, à [illegible] de [illegible] qui, autrefois, puisaient les causes [illegible] de vos [illegible] de nos jours présen-

ÉPIDÉMIE ET ENDÉMIE.

—

Du temps de Fracastor, il était admis qu'un virus spécifique était l'unique cause des maladies pestilentielles. La substance spécifique sortait, disait-on, par une sorte d'exhalaison du corps des malades et s'attachait à tous les objets imaginables qui, transportés à de grandes distances, propageaient, à trente ans et au-delà de leur naissance, tous les maux qui en découlent. Dans la propagation des épidémies, les misères accumulées et persistantes de la vie n'y étaient pour rien. Le contact médiat et immédiat, pour les uns, donnait la maladie; l'air pouvait en être le véhicule pour les plus exigeants. La logique des derniers avait besoin d'argument à l'appui de ses prétentions, elle a imaginé que l'atmosphère renfermait un venin, ou plutôt un monstre dévorant, à qui il fallait nécessairement une proie; on a proposé, pour assouvir sa rage, d'amonceler dans les villes contagiées des ordures de toute espèce, des cadavres d'animaux et, à l'image de ceux qui, autrefois, pansaient les cancers avec un morceau de veau frais, de nos jours presque, un célèbre chimiste, Fourcroy, prétendait encore expliquer les avantages de si grossières pratiques par de certaines affinités chimiques.

C'est encore l'autorité de Fracastor qui préside à toutes les mesures de salubrité publique. *Timor fecit Deos*, c'est là-dessus que repose l'édifice payen de l'ancienne contagion.

L'adoption aveugle d'un terme préfixe pour les quarantaines remonte à Pythagore, elle a été sanctionnée par Hippocrate, mais elle n'est nullement motivée sur des faits d'une observation rigoureuse.

Du relevé des registres des principaux lazarets de l'Orient, d'après Aubert (Académie des sciences, septembre 1841), il résulte : 1° que, depuis 124 ans, 60 bâtiments pestiférés sont arrivés dans les différents lazarets de l'Europe ; 2° que, sur ce nombre, 26 seulement ont conservé la peste après l'arrivée, et qu'il n'y a pas eu d'autre cas de cette maladie dans les lazarets ; 3° que les bâtiments arrivés sans attaque venant même d'un foyer épidémique n'ont jamais eu d'attaque en quarantaine ; 4° que les marchandises des bâtiments sans attaque n'ont également jamais communiqué la peste dans les lazarets ; 5° que lorsqu'il existe un foyer de peste à bord, il éclate toujours dans la traversée, et qu'il est facile de le dissiper ; 6° enfin, que la période d'incubation à bord n'a jamais dépassé huit jours, à dater du départ du bâtiment.

Aux États-Unis d'Amérique, l'autorité s'est formellement prononcée contre les quarantaines. En Angleterre, elles ne subsistent plus que de nom, pour donner le change à l'Europe, et le gouvernement attire ainsi dans les ports de la Grande-Bretagne tout le commerce de l'Orient, et voici comment :

D'après une mesure qui date d'une dizaine d'années, la quarantaine, pour les ports d'Angleterre, est réduite à quatorze jours, y compris le temps du voyage. Comme il faut à un bâtiment à vapeur partant des ports du levant quinze à seize jours de mer avant d'arriver à la côte Britannique, la quarantaine est abolie de fait. Ainsi donc, un voyageur partant d'Alexandrie, sur un paquebot anglais, sera le dix-septième jour à Londres, le dix-huitième à Paris et le vingtième à Marseille. S'il vient directement du même point de départ par la ligne française, il n'entrera à Marseille que le trente-cinquième jours, à Paris le trente-huitième et à Londres le trente-neuvième. Tel était le vœu des réglements sanitaires en 1841. Les quarantaines françaises restaient donc inefficaces contre la peste, puisqu'elle pouvait nous venir d'Angleterre, si elle eût pu se propager par la voie des contagionistes du temps passé. Elle ne vint pas, mais nos paquebots de l'Orient ne luttaient pas alors de bénéfice avec ceux des anglais.

Il semble que le souvenir de la fameuse peste de Marseille, en 1720, plane encore sur la ville toute entière. Quand il s'agit de modifier les quarantaines, les contagionistes indigènes pullulent. Il y avait déjà des pestiférés dans la ville six semaines avant l'arrivée du bâtiment venu de Séyde (Syrie), une femme était morte avec une parotide, une autre avait eu un charbon, une troisième un bubon avec fièvre (Didier); qu'importe ? la peste avait été importée par le capitaine Chataud ! Si les porte-faix qui déchargèrent son coton furent atteints de peste, c'est qu'ils subissaient, comme tant d'autres, l'influence commune.

La terreur laissait les rues s'encombrer de cadavres, des provenances mobilières souillées d'immondices et d'excréments de tous ceux qui succombaient à la maladie. Il ne fallait pas tant de désordre pour exalter la mortalité à 50 000 individus suivant Bertrand, à 39 000 suivant les documents officiels. Est-il médical de conclure à la contagion par toutes les voies, parce que des employés à l'enlèvement des morts ont été atteints ? est-il croyable que tous ceux-là aient été pestiférés ? mais alors il faudrait en excepter au moins ceux qui ont relevé le dernier cadavre ou approché le dernier malade.

Si l'on s'en rapporte à quelques faits épars, la peste serait susceptible d'inoculation, mais les rapports ordinaires de la vie sont insuffisants pour la répandre. Puguet remarque que, malgré les nombreuses communications des habitants des lieux circonvoisins avec ceux de Damiette, la peste n'en reste pas moins confinée dans la ville. Il est ridicule de penser qu'elle s'entretienne, depuis et avant les Pharaons, par une filiation de germes non interrompue ; il est à remarquer que son apparition coïncide toujours avec le desséchement des canaux du Nil, c'est-à-dire avec la cause et l'époque des fièvres et de la dyssenterie endémiques. Quand le Nil inonde l'Egypte, la peste disparait, comme la fièvre intermittente dans les localités marécageuses quand elles viennent à être submergées ; d'ailleurs elle n'est jamais si meurtrière qu'on est généralement porté à le croire. L'armée française en Egypte n'a pas perdu plus de 1 800 hommes de la peste, et 3 600 de la dyssenterie. Elle n'emporte pas ordinairement plus d'un mort sur cent par année, à Constantinople (Brayer). Si les 40 ou 50 000 hommes de l'armée eussent vécu aussi longtemps que dura l'occupation d'Egypte dans quelque autre contrée d'Europe, soumis à toutes les vicissitudes, à toutes les misères de la guerre, la mortalité par les maladies propres aux climats froids n'eût pas été moindre peut-être, bien que les climats du Nord soient moins insidieux pour ses enfants que les régions chaudes des bords du Nil.

A Constantinople, la partie basse de la ville qui longe la mer, offre des bourbiers fangeux qui ont fixé l'attention de plusieurs observateurs comme cause présumée de la peste endémique.

La fièvre jaune aussi reconnaîtrait pour cause, la cause des fièvres intermittentes à un plus haut degré (Rufz). Comme la peste sans bubon, elle n'est pas inoculable ; Chervin l'a prouvé en avalant impunément plusieurs fois la matière noire du vomissement de la fièvre jaune, Gilkrest (Gibraltar), en se blessant souvent, sans qu'il en soit rien résulté, dans l'autopsie d'individus morts de la fièvre jaune.

Comme pour la peste, je serais tenté de croire, avec Dubois (Patholog. génér.), que la fièvre jaune n'a jamais été importée mais bien développée sous l'influence de conditions locales particulières. En Espagne, par exemple, où elle a sévi à plusieurs reprises à Xérès, à Cadix, à Barcelone spécialement, du commencement du dix-neuvième siècle à 1821. Elle n'est nullement fondée l'affirmation d'Audouard tendant à faire accepter sans vérification, que l'air se charge de molécules spécifiques qui donnent la fièvre jaune, ou d'animalcules invisibles, suivant d'autres.

La fièvre jaune serait une affection propre aux Antilles, d'après Rochoux; elle aurait la même origine que les fièvres intermittentes ; il est irrationnel de croire, avec Th. de Veiga, que celles-ci soient contagieuses. La fièvre jaune, elle-même, ne le serait pas. Il est à remarquer que la doctrine de la non-contagion de la fièvre jaune soit partie des Antilles. En 1757, Joseph de Gastellfondo, médecin de Carthagène des Indes, se prononçait déjà contre la contagion de la fièvre jaune.

Il en est de la fièvre jaune, de la peste et du choléra comme des fièvres intermittentes endémiques. Les unes et les autres, résultat d'une véritable intoxication insensible sans spécificité, peuvent souvent n'éclater que longtemps après le jour où les causes qui les provoquent ont cessé d'agir, comme les typhus par encombrement, comme la phthisie tuberculeuse, comme la morve et le farcin qui suivent, à long terme, l'action de toutes les causes débilitantes. Ainsi, dans un cas, dix-huit personnes vont mourir à Alcala de los Panderos d'une fièvre jaune contractée à Séville, sans qu'aucun des habitants d'Alcala soit atteint du même mal. Il est parfaitement bien constaté qu'un grand nombre de nos soldats, que la fièvre endémique épargne en Algérie, en sont atteints plus ou moins longtemps après leur retour en France et dans des lieux où l'influence paludéenne n'est pas. Un bataillon anglais, qui avait séjourné dans l'île de Valcheren, devint presque tout entier fiévreux quelque temps après son retour en Angleterre, à l'abri des influences marécageuses. Sur 300 hommes du 8ᵉ de ligne qui avaient habité Aigues-Mortes, pendant l'été de 1841, les deux tiers furent atteints de fièvres intermittentes graves sur les lieux, et le reste un, deux ou trois mois après leur retour à Nismes, un seul individu excepté, le sergent Berthelot, grand amateur de liqueurs fortes.

Ni la fièvre jaune, ni les fièvres intermittentes ne pénètrent jamais dans les lieux élevés, les hauteurs de Germantown et de Darby ont toujours été le refuge assuré des habitants de Philadelphie, contre la fièvre jaune (Rush), les Sahels et l'Atlas, celui des nomades de la Mitidja, pendant l'été et l'automne, contre l'influence marécageuse. Les conditions de leur développement, partout, c'est l'humidité des lieux sans correctif ; et ce correctif, c'est un bon logement, du confortable, la vie facile, retirée et précautionneuse des gros propriétaire de la Sologne et des chefs de tribu du voisinage des foyers endémiques en Algérie. A Rome, à la Nouvelle-Orléans, il suffit souvent d'habiter le premier ou le second étage d'une maison, pour être à l'abri des fièvres qui sévissent ordinairement chez les habitants des rez-de-chaussée.

Autant les hommes du Nord aiment à s'entourer en applicàta, en ingesta et en circumfusa, de tous les moyens de résister aux funestes dangers d'une température glaciale, autant ceux du Midi redoutent, en connaissance de cause, les mauvais effets de l'humidité des nuits, après les chaleurs du jour. Les uns ont à lutter contre la source des maladies de l'appareil respiratoire, plus spécialement ; les autres, contre celle des maladies des organes plus spécialement sous la dépendance du grand sympathique abdominal, la fièvre intermittente, la fièvre jaune (Segond), la peste, le choléra. L'influence du froid, dans le Nord, quand elle agit progressivement, d'une manière nuisible, ne détermine d'effet qu'à la longue, et la tuberculisation en est la fin. Celle de l'humidité, quand elle procède de même, dans le midi, amène les fièvres intermittentes et leurs dérivés.

Quand le froid frappe sans transition insensible chez les peuples septentrionaux, les maladies aiguës de poitrine sont graves et fréquentes. Si l'on s'expose aux effets immédiats de l'humidité des marais des pays chauds, c'est la fièvre pernicieuse qui en résulte le plus communément en Algérie, la peste sur les bords du Nil, le choléra sur ceux du Gange, la fièvre jaune dans les paletuviers des Antilles, à divers degrés, suivant les localités et des circonstances particulières. Légères, toutes ces affections se résument en fièvres ou névralgies intermittentes ou rémittentes, en maladies du foie et en dyssenteries, dans les pays chauds, en catarrhes dans les pays froids.

Le typhus est plus spécialement réservé à l'Europe, mais il peut naître partout ou règne l'encombrement. C'est par réciprocité que les fléaux des autres continents sévissent parfois là où le typhus est plus habituel. Si l'on admet que le typhus peut exister accidentellement ailleurs que là où il est endémique, pourquoi refuser les mêmes prérogatives de déplacement accidentel aux autres calamités du même genre? Est-il donc si impossible que les conditions du développement de la fièvre jaune et de la peste puissent se présenter hors les lieux de leur origine? C'est à tort qu'Audouard attribue aux vaisseaux négriers le développement initial de la fièvre jaune aux Antilles, en Espagne, etc. ; chez eux la maladie résulterait, à la fois, de l'encombrement, d'une influence paludéenne antérieure et de misères, qui, combinées, se résumeraient en typhus amaril de Rochoux, quelque chose d'intermédiaire au typhus et aux fièvres pernicieuses.

Quant au choléra initialement endémique, hors de son foyer il devient épidémique, une maladie essentiellement transitoire dès-lors dans l'échelle pathologique ; il constitue, sous cette dernière forme, l'anneau intermédiaire des maladies d'origine paludéenne et des névroses.

Si la terreur du mal peut, jusqu'à un certain point, l'appeler et le rendre plus funeste, la sécurité absolue n'en est pas le préservatif assuré. Les influences dynamiques agissent souvent sur nous à notre insu ; l'enfant n'imite-t-il pas d'instinct tous les gestes, toutes les attitudes de ses familiers, au point de réfléter dans ses traits quelque chose de ceux dont il a subi la domination ?

Il en est qui sont voués aux effets de l'influence dynamique ; J.-J. Rousseau ne pouvait pas entendre le son d'une cornemuse sans avoir une incontinence d'urine ; Stanislas de Lorraine ne pouvait pas voir un chat sans éprouver une syncope ; le serpent facine le crapaud (Fournier).

Ces influences sévissent à divers degrés ; tantôt l'épidémie n'existera qu'en miniature, à l'état de cholérine ; tantôt, comme à Bassora, elle enlèvera le quart de la population en quinze jours, sans qu'il soit possible d'apprécier la raison de sa variable intensité.

L'air est toujours le même que dans les temps de la plus parfaite salubrité. De là l'origine de la théosophie médicale et ses superstitions, l'alchimie, la sorcellerie, le lunatisme, l'astrologie, le paganisme de l'école de Paracelse.

Quels sont les plus sensés de ceux qui, par voie d'exclusion, supposent l'intervention des causes dynamiques dans la production de certains phénomènes vitaux, ou de ceux qui admettent celle des causes matérielles sans en prouver l'existence, pour expliquer des effets matériels?

Le typhus d'Europe n'est pas enfanté par un germe contagieux, inaltérable, qui resterait assoupi durant la paix pour se réveiller aussitôt qu'une armée en campagne se trouve dans les conditions propres à le faire éclore. Tous les typhus dérivent d'une surabondance d'alternatives de misères excessives de toutes les nuances. Le typhus des bords marécageux du Scamandre qui décima l'aile droite de l'armée des Grecs, la grande peste de la guerre du Péloponèse, décrite par Thucydide, celle de 1348, en Italie, qui enleva 100 000 individus à Venise (Pétrarque), qui régna en France, en Espagne, en Angleterre, en Hollande, en Allemagne, la peste de Rochefort en 1694, celle de Marseille en 1720, le typhus de Brest en 1757, celui de Mayence en 1813, celui de Paris à la fin de mars 1814, reconnaissent tous les mêmes causes, des influences générales résultant des guerres intestines et étrangères et des misères qui s'en suivent et non d'infection matérielle.

L'encombrement, sur un point, de grandes calamités publiques, dans des conditions hygiéniques défectueuses, tel est le point de départ habituel des typhus d'Europe. Il n'est pas vrai qu'il se soit jamais communiqué par des individus malades à des individus sains, d'une manière médiate ou immédiate, hors des foyers d'infection (Dubois, Path. gén.). L'anecdote des assises d'Old-Bailly ne prouve nullement la contagion du typhus, mais l'épidémie seulement, et, dans tous les cas, l'impuissance médicale contre celle-ci. Pringle ne démontre pas mieux que le typhus qui frappa 23 gantois employés à la réparation des tentes qui avaient recouvert des typhoïques aient été le résultat de la contagion ; le typhus régnait dans le pays envahi par des armées étrangères, ceux-là en furent atteints comme tant d'autres.

Là où il se développe, c'est au milieu des grands désastres, au milieu des boulversements de tout genre, après des misères inouies, c'est dans les hôpitaux encombrés de la grande armée. A Paris, il commence à la Salpétrière, par sévir sur des militaires blessés (Pinel, Nosogr. philos.), à l'Hôtel-Dieu, quand le nombre des malades s'accroît au-delà d'une certaine mesure (Dupuytren).

Zimmermann, *De l'Expérience*, rapporte que, de 150 anglais qui furent renfermés à Calicut dans une prison très-étroite, 124 moururent en peu de temps et le reste fut attaqué de fièvre putride. Les maladies des vaisseaux qui frappent le plus ordinairement tout d'abord les caliers résultent des mêmes causes.

L'influence de l'encombrement ne saurait être mise en doute dans sa participation au développement du typhus, et si l'on considère que les grands rassemblements d'hommes sont d'autant plus considérables que les calamités qui sévissent sur les nations sont plus profondes, que les guerres, que les révolutions et les grands bouleversements des peuples sont plus violents, il demeure démontré que la cause des grands fléaux épidémiques gît bien plus dans toutes les circonstances au milieu desquelles ils se développent, que dans l'infection au contact ou par aspiration d'une substance virulente qui n'existe jamais dans les circumfusa, et que l'on trouve ailleurs parfois inoculable seulement.

J'admettrai toujours que l'air infect à l'odorat peut engendrer la maladie, que les terres des cimetières remuées aient pu engendrer des fièvres malignes (Orfila), que l'aspiration d'une peau de cerf putréfiée (Desgenettes) ait pu être le point de départ d'une affection grave chez divers individus, que l'égoût de la Salpétrière, en 1814, ait pu augmenter dans son voisinage la mortalité des typhoïques (Jadioux); il est évident que l'air méphitique, à un degré plus ou moins élevé, est plus ou moins toxique; les faits de tous les jours chez les cureurs d'immondices, et les expériences de Julia le prouvent assez, mais dans de sages limites.

Ainsi, l'atmosphère de la poudrette de la Villette n'est nuisible, ni aux ouvriers, ni aux habitants du voisinage. Le choléra épidémique, lui, qui ne respecte rien, semble les avoir plus spécialement épargnés même.

Les étudiants en médecine, dans les grandes épidémies, ne sont pas plus maltraités d'ordinaire que leurs condisciples des autres écoles. Ce sont plus communément, dit Chomel, les étudiants de première année qui sont plus généralement atteints de fièvre typhoïde, et cependant, parmi les élèves en médecine, ceux de première année, ni ne dissèquent, ni ne vont pas encore dans les cliniques ; ils s'occupent presque exclusivement de sciences accessoires.

Au Nouveau-Monde, la putréfaction organique est impuissante à elle seule pour engendrer le fléau américain. A Lima (Pérou), les rues sont fort malpropres, des chiens, des chats, des mulets en putréfaction gisent au milieu des rues, les cadavres humains sont à peine recouverts de terre dans les cimetières peu distants de la ville. Pas de fièvre jaune, cependant (Levicaire), et les conditions de température humide et chaude sont les mêmes qu'aux Antilles.

En Egypte, dans certaines circonstances, l'oubli des plus vulgaires pratiques d'hygiène est sans inconvénients. Le duc de Raguse (Voyage en Egypte) rapporte qu'après la bataille d'Aboukir les cadavres jetés à la côte, n'influencèrent en rien, par leurs émanations, la santé des troupes, desséchés qu'ils étaient, en un instant, par la seule action d'une chaleur ardente, sans putréfaction et sans altération de la peau. Les pratiques de l'embaumement faites non-seulement en vue de la conservation des morts, mais encore de celle des vivants (Pariset), n'avaient peut-être pas de meilleur procédé.

La syphilis comme la lèpre, seule et même maladie, à mon sens, a eu aussi la réputation d'être transmissible au contact et par l'air ; en conséquence, un arrêt du parlement de Paris, du 6 mars 1497, ordonnait aux individus atteints de grosse vérole de quitter Paris dans les vingt-quatre heures, sous peine de la hart. Semblable édit fut rendu à Edimbourg, le 22 septembre suivant, *c'était alors une affection qui se transmettait à la manière d'une maladie épidémique si contagieuse qu'on la regardait comme pestilentielle* (Swediaur). Elle n'est ni plus ni moins contagieuse aujourd'hui qu'autrefois, et par inoculation seulement. Il est présumable que les premiers hommes ne l'ont pas connue et qu'elle n'a dû se développer, sous l'influence de causes particulières, qu'à une époque de civilisation avancée déjà. Il n'est pas une localité qui puisse en être considérée comme le berceau, ni les îles Caraïbes, ni quelque autre coin du monde. Ses manifestations générales ont cela de commun avec celles de la lèpre que l'une et l'autre ont toujours sévi dans toutes les grandes agitations des peuples, aux croisades, dans les guerres du temps de la renaissance, aux époques d'anarchie et de désordre. Chez les peuples policés, la syphilis s'accroît fréquemment dans d'immenses proportions. Quand la manie politique égare l'esprit d'une nation, la syphilis gangrène en même temps son organisation matérielle. Les vénériens abondent dans les temps qui suivent les révolutions ; la statistique de quelques hôpitaux civils et militaires (Paris, Metz, Thionville) en fait foi. C'est qu'alors tous les débordements sont permis. Mais, par compensation, les maladies des temps de calme et de prospérité disparaissent ou sont oubliées ; l'organisme humain n'est plus vulnérable qu'à deux ordres d'affections, celles qui frappent le bon sens et celles qui altèrent les sources de la vie.

La syphilis ($\sigma\upsilon\sigma\ \phi\iota\lambda\iota\alpha$, amour de porc) et la lèpre (Khorah ou Judham, éléphantiasis), sont immémorialement traditionnelles dans l'Indoustan sous le nom de *Fire Persian;* les Indous n'ont pas plus le droit d'attribuer la vérole aux Persans, les Européens aux Américains, les Français aux Napolitains, les Anglais et les Allemands aux Français, et les Canadiens aux Anglais, que Natalis Montesaurus, vérolé lui-même, et Joannès Bénédictus, à la conjonction de Saturne avec la tête d'Aries.

Fracastor même (fin du seizième siècle), n'admet pas que l'Amérique soit le point de départ du mal (*de Syphilitide seu morbo gallico*).

La composition de l'air qui entoure les syphilitiques n'a rien de commun avec celle de l'atmosphère du navire chargé de mercure, *le Triomphe,* dont parle Burnett. L'intoxication matérielle, là, était évidente non-seulement par la salivation des hommes du bâtiment, mais encore à l'eudiomètre.

Les températures peuvent aider ou restreindre les effets d'endémie ou d'épidémie, mais à certaines conditions. Une température élevée engendrera la viciation de l'air, là où il peut être vicié, en le dilatant outre mesure ; une basse température, au contraire. C'est là ce qui faisait dire à Hildenbrand, que le typhus s'étend comme la température augmente. A part cette circonstance, l'influence des températures extrêmes sur les êtres n'est véritablement bien funeste, qu'autant qu'elle s'exerce sans transition insensible ou qu'elle dure assez longtemps pour épuiser son correctif. Ainsi l'homme peut vivre dans un milieu plus élevé que son sang et sans que sa température propre en soit augmentée ; la vaporisation pulmonaire et cutanée s'y oppose. Banks, Blazden, Fordyce s'étant exposés à une chaleur de près de 100° Réaumur, ont constaté que leur corps avait conservé celle normale à peu près. Franklin compare le corps à ces vases poreux (alcarazzas) qui laissent suinter l'eau dans les pays chauds et qui gardent ainsi une surface toujours humide qui empêche la température du liquide contenu de s'élever.

On supporte sans inconvénients les 44° de température des tropiques à l'ombre. Des individus ont pu rester plusieurs minutes, dans un four chauffé pour faire cuire le pain ; l'eau du corps, pour passer à l'état de vapeur, absorbant une grande quantité de calorique. Si ce phénomène n'avait pas lieu, le corps prendrait, comme les corps inorganiques, la température du milieu où il est placé (expériences Berger et de Laroche). Les observations de Duhamel et Tillet, en France, prouvent que le corps humain peut supporter un degré de chaleur qui torréfie et cuit les substances animales inanimées. Les membres de l'Académie des sciences ont vu deux filles entrer dans un four ou cuisaient des fruits et des viandes de boucherie ; le thermomètre de Réaumur qu'elles y portaient marquait jusqu'à 150°, elles y restaient plusieurs minutes sans en être incommodées. On a vu des grenouilles conserver leur température dans des eaux thermales d'une température voisine de l'ébullition (Sonnerat, Voyage aux Indes-Orientales).

L'homme a pu subir, sans trop de souffrances, une température de 53° centigrades au-dessous de zéro, en Sibérie, par un temps calme, il est vrai. Il ne saurait supporter un froid de 18° par le vent, sans de vives douleurs. Mais les transitions brusques, d'une température à une autre, occasionnent les plus grandes perturbations : les cristaux se brisent sous leur influence et les animaux deviennent malades.

Les pratiques russes qui consistent à passer d'une étuve dans la neige, à la première vue, semblent devoir infirmer ce que je viens d'énoncer, mais si l'on considère que le contact de la neige provoque à la peau tout un flux de calorique capable de la faire fondre, il est évident que l'effet antérieur de la température élevée de l'air ambiant n'est pas immédiatement suspendu.

La contagion par l'air et au contact n'est qu'un épouvantail ; dans l'encombrement et au milieu des marais, *prophylaxis consistit in fugâ*. Contre Ces diverses sources de maladies, contre le choléra et les névroses, la désinfection chlorurée est impuissante et les exigences et les sacrifices que le dogme de la contagion impose sont tout aussi impraticables aux nations que la maladie est funeste aux individus. Les bois sacrés des anciens qui garantissaient la salubrité des villes contre la fièvre, ne sont pas plus des remèdes médicaux que le dessèchement des marais.

Infection et contagion en temps d'épidémie, de variole, de suette, de typhus, de choléra, de fièvre jaune, de peste, sont deux grands mots, contre lesquels les parfumoirs de Bulard sont des pratiques, non-seulement stériles, mais dangereuses même, en ce sens qu'elles perpétuent la croyance à la contagion médiate, et qu'elles concourent, comme à Marseille en 1720, à laisser s'accumuler des éléments d'infection matérielle. Elles conduisent à l'isolement et à la séquestration, dans les temps d'épidémie.

Si, dans la peste, l'hospice des Orphelins de Moscow (Mertens) et les couvents de Marseille (Didier), ont été préservés, comme dans la fièvre jaune quelque établissement du même genre à Barcelone (Audouard), rien de plus naturel. Ils étaient placés, il est vrai, au milieu de foyers endémiques, au voisinage des ports infects de Marseille et de Barcelone dans les grandes chaleurs, sur les terrains marécageux de la Moscowa traversés par des canaux fangeux (Sielmann), mais l'élévation des uns, les hautes murailles des autres, ont mieux garanti ces divers établissements que leur prétendu isolement; de même que, dans la campagne de Rome, certaines localités sont préservées du miasme paludéen par des tertres élevés.

Je croirai toujours à l'influence funeste des émanations humides et intermittentes de la putréfaction organique, mais je n'admets pas que les maladies qui en résultent ordinairement soient contagieuses.

Ni la suette, ni le typhus simple, ni la peste sans bubons ni pustules, ni la fièvre jaune, ni les fièvres intermittentes, ni le choléra, ni la scarlatine, ni la rougeole, ne sauraient être inoculés. Matériellement parlant, le germe de ces sortes d'affections est insusceptible de transmission, il est essentiellement dynamique, immatérialisable comme la cause de l'imitation des monomanies contagieuses (Lucas, 1833) qui peuvent avoir eu, elles, pour point de départ, ou la lecture de Werther, d'Obermann ou de Réné, comme l'action des corps polis et brillants sur les hydrophobes, vrais ou non, et comme leur remède, dans ce dernier cas, les amulettes ou le pélerinage de Saint-Hubert.

C'est à tort que Magendie appelle la sensibilité organique une métaphore, le fluide nerveux un être imaginaire, la force ou le principe vital des mots inintelligibles.

S'il n'existait pas autre chose qu'un principe matériel dans l'animalité, des influences qui agissent sur elle ne seraient pas insaisissables, certaines épidémies pourraient être prévues. Or, quand elles éclatent, il est impossible de pouvoir dire pourquoi et comment.

Les épidémies ne sévissent pas ordinairement sur ceux qui ont parcouru une longue carrière, c'est au contraire parmi ceux qui ne sont qu'à mi-côte de la vie, plus spécialement, qu'elles frappent, car les vieillards n'imitent plus guère, leur système nerveux ne saurait répéter les convulsions des frénétiques, des épileptiques, des enthousiastes, des aliénés.

C'est l'imitation qui fait la force des agrégations d'hommes ; les conjurations, les émeutes, les révoltes dérivent d'elle. C'est toujours une infime minorité compacte qui donne le ton aux majorités éparses, c'est dans sa source qu'il faut l'atteindre quand il est mauvais plutôt que dans ses effets généraux, car, une fois répandu, un mauvais principe ne meurt qu'avec le temps. Quand la source est immatérielle, elle est providentielle et insaisissable dès-lors comme la loi des alternatives. A la démagogie succède le despotisme, et à celui-ci la vraie liberté, et réciproquement, par des transitions qui ressemblent beaucoup à celles qui précèdent ou qui suivent les épidémies, comme celles des saisons, des temps, du jour et de la nuit.

L'homme est d'autant plus asservi au pouvoir de l'imitation qu'il est dans une situation plus ou moins

intermédiaire à celle de la vie primitive et d'une civilisation avancée, il tend alors au progrès comme
disent les novateurs, il aspire toujours à arriver au
point où s'arrête la perfection, pour redescendre ensuite des hauteurs du poème humanitaire jusqu'au
point de départ.

Là où l'esprit d'imitation domine, dans les lieux de
rassemblement, l'infection des auteurs s'exerce avec
plus d'intensité ; les épidémies sont plus communes
dans les villes, dans les grands centres, que dans les
campagnes perdues, isolées, mais elle n'en est pas
plus matérialisable pour cela.

En 1738, le père Bridaine prêchait une mission à
Béziers ; un catarrhe, connu sous le nom de *coup de
vent*, régnait alors. Le peuple se rassemblait en foule
pour entendre ce prédicateur, et on ne manquait jamais d'être attaqué de la grippe en sortant, de façon
que ceux-là furent principalement exempts de l'épidémie, qui n'avaient point été assidus aux sermons.

Un principe contagieux immatérialisable, c'est donc
quelque chose comme la constitution médicale. Que
peut la prophylactique contre celle - ci ? Rien. Par
conséquent, à quoi sert de compter, en hygiène,
l'existence d'une abstraction embarrassante en ce sens
qu'il est impossible d'agir contre elle ; bien plus, elle
paralyse tous les moyens qui peuvent humainement
lutter contre la maladie confirmée, spontanée ou secondaire.

Le principe de l'infection contagieuse par l'intermédiaire de l'air ou au contact admis, l'isolement ab-
solu présent et à venir des êtres et des choses infectées
en résulte ; ce n'est plus seulement la quarantaine

temporaire, c'est la séquestration dans des limites indéterminées pour les animaux, c'est la destruction de toutes leurs provenances, c'est la restauration des léproseries du moyen-âge qui s'en suit, c'est aller contre la loi d'un monde qui ne saurait exister sans fléaux, si bien que, quand l'un d'eux vient à s'user avec le temps, un autre surgit plus désastreux, plus terrible dans les premiers temps que celui qui vient de s'éteindre. Le choléra n'épouvante plus personne, le socialisme y supplée.

C'est à tort qu'Audouard prétend que l'élément *contagieux* est perceptible à l'odorat. Contagioniste exagéré, le médecin de Picpus et de Barcelone voyait, en conséquence, la contagion partout, au contact, par la respiration, par l'air, jusqu'aux plus extrêmes limites. Il est prouvé que l'air pris dans les salles infectes de l'Hôtel-Dieu et celui que l'on prend au haut de Montmartre ne présentent aucune différence dans leur composition chimique. Survienne le typhus, la substance miasmatique est insaisissable chimiquement ; on admettra néanmoins qu'elle existe, parce que la présomption matérialiste n'admet pas d'effet sans cause palpable. On a pu, jusqu'à un certain point, trouver dans l'atmosphère des marais la cause matérielle de l'intoxication ; par analogie, il faut, à tout prix, qu'il s'en rencontre une de la peste, du choléra, de la fièvre jaune épidémique, en dehors des foyers d'endémie. Un jour viendra peut-être ou le miasme du baillement, de la coqueluche, de la chorée, des convulsionnaires de Harlem et du cimetière de Saint-Médard, de la folie démagogique, aura ses alchimistes, et jusqu'à l'influence du

regard contagieux de Fracastor dans certaines oph-
thalmies.

L'infection marécageuse est perceptible aux sens
et à l'expérimentation chimique dans sa cause matérielle. C'est à tort qu'Alibert (Fièvres pernicieuses)
répète, d'après Gattoni, que l'air des marais du fort
de Fuentes ou de quelque autre localité du même
genre, est aussi pur et même plus pur que celui
que l'on recueillerait au sommet du mont Leguone.
Il est d'expérience que la rosée des environs des marais contient des matières fermentescibles (Julia, —
Thenard et Dupuytren, — Bousingault). L'odeur des
marécages de la Mitidja, par une température élevée,
celle des canaux d'Aigues-Mortes remplis de poissons
putréfiés au temps des grandes chaleurs, l'hydrogène
proto-carboné inflammable qui se dégage de la vase
des marais (Volta, — Bousingault), les infectes exhalaisons des bassins des grands ports de commerce,
combinés avec les alternatives d'un froid humide et
de l'insolation expliquent médicalement et physique-
ment et les maladies paludéennes et celles qui se
rattachent aux mêmes influences et la phosphorescence
nocturne de certaines localités.

Contre l'infection marécageuse, le remède infaillible est vieux comme le monde, les travaux d'Hercule
en témoignent. C'est en desséchant des marais qu'il
terrassa l'hydre de Lerne (Dupuis, Origine de tous les
cultes); Empédocle, à Salente, et tant d'autres depuis, ont su assainir les localités fiévreuses, nul n'a
jamais pu influencer la marche des épidémies. L'hygiène enseigne les moyens de n'en pas aggraver les
désastres, elle est impuissante contre leur principe

impalpable. C'est contre cet être immatériel que les
contagionistes veulent lutter et comment : en vinai-
grant, en chlorurant, en camphrant, en infectant
l'air. Or, tous leurs moyens de réaction contre les
influences morbides générales viennent échouer devant
les causes insaisissables de la maladie, comme les
chlorures échoueraient devant un fou rire contagieux
sans raison d'être, devant le baillement involontaire
qui commence sans motifs et se propage de même,
devant le suicide épidémique.

Les névroses sont contagieuses au même titre que
le choléra, par exemple, et les agens de désinfection
ne peuvent pas plus contre elles que contre le fléau
indien élevé à la condition d'épidémie. Elles ont une
origine spontanée ou d'imitation, elles naissent sous
la pression de causes dynamiques ; la coqueluche
épidémique est générale en France, en 1414 et en
1510, la danse de Saint-Witt contagieuse d'Allemagne au quatorzième siècle, les tics, les ressem-
blances mêmes, dans la famille, dans les rassemblements d'enfants, le mal des convulsionnaires de
Boerhave, comme les épidémies de mutilations vo-
lontaires à Sidi-bel-Abbès et au camp d'Ain-Triffrit
(doct. Caumont), et sous l'influence d'alternatives insolites et multipliées, comme la fureur démagogique,
la manie révolutionnaire, incendiaire, dans l'agitation
de la rue, aux lueurs de l'incendie, comme le suicide
partout ou la publicité le propage. L'esprit des gens
ne saurait éternellement demeurer sain à Charenton ;
la surexcitation habituelle d'un ordre d'idées ou de
faits inaccoutumés amène la maladie, le désordre des
fonctions (Tissot de Lausanne), comme la démence

4

suit la manie chez les vieillards, le délirum tremens chez les ivrognes, l'encéphalite chez les épileptiques. Jamais la maison de Bicêtre ne renferma autant de fous politiques qu'à l'époque où il ne s'agissait en France que de régénérer les mœurs et les lois (Alibert). Les mêmes faits se reproduisent de nouveau.

Le sens moral s'altère dans certains milieux métaphysiques, comme la santé des hommes dans les endémies des deltas des grands fleuves. De là, les maladies de l'esprit et du corps se répandent ensuite au reste du monde.

Le choléra a d'abord une origine locale, un foyer unique, ce foyer rayonne actuellement sur le monde entier, comme certaines idées qui régentent alternativement les sociétés ; il rayonne subtilement, sans matière.

Le choléra n'est pas inoculable ; il est un des nombreux anneaux de la grande chaîne pathologique qui commence au charbon essentiellement virulent et qui descend jusqu'aux dernières limites des affections épidémiques. La fièvre jaune et la peste simple sont dans le même cas, elles se développent localement sous l'influence de causes appréciables, épidémiquement, sous celle de causes immatérielles, comme certaines fièvres intermittentes par imitation (Dubois, Path. génér.). Ce n'est donc pas sans raison que Rayer et d'autres auteurs encore considèrent celles-ci comme des névroses.

Le virus matière est ou n'est pas dans l'atmosphère, les révélations de la chimie et de la physique se sont prononcées pour la négative, dès-lors, chercher à modifier l'air par la désinfection, c'est d'un empirisme grossier que l'expérience a trouvé essentiellement impuissant contre le développement des épidémies et des épizooties. Le choléra, par exemple, lorsqu'il saute par-dessus des provinces, des royaumes entiers, s'est-il propagé par infection substantielle ? Non, mais par les moyens de l'infection révolutionnaire qui procède comme lui, qui éclate sans raison valable, qui frappe tant de gens de vertige à la fois, contre laquelle la logique est aussi impuissante que les chlorures contre un fantôme. C'est la source du choléra qu'il faudrait pouvoir tarir, comme celle des révolutions, mais l'hygiène, je l'ai déjà dit, n'a qu'un rôle secondaire, palliatif, d'expédient, contre quelques articles de la loi des alternatives du bien et du mal ; c'est la compromettre dans ce qu'elle a de sérieux que de lui demander quelque chose au-dessus de ses forces, le desséchement du delta du Gange, par exemple.

Tout ce qu'elle doit oser, c'est de ne pas créer des servitudes plus grandes que les maux qu'elle est appelée à prévenir. Contre les causes du développement spontané des épidémies et des épizooties, l'hygiène fournit des prescriptions inexécutables par cela même qu'il n'est au pouvoir de personne d'arrêter le mouvement qui est la loi du monde. Est-ce que les conquérants qui trouvent tant de jouissances à mettre leurs armées aux prises et pour lesquels d'immenses massacres sont des jeux de tous les instants, consentiraient jamais à rester dans l'inaction, pour épargner à leurs sujets les autres calamités que les grands rassemblements d'êtres vivants sur un point entraînent ? Nullement ; et d'ailleurs, si l'animalité n'avait plus la soupape de sûreté qui la fait respirer à l'aise en li-

mitant le développement de son contenu par des débordements nécessaires, les grandes batailles ou les
grandes famines, l'encombrement s'en suivrait et nous
savons qu'il est la source de tous les maux que
l'hygiène connaisse le mieux.

Après la maladie épidémique ou épizootique confirmée, l'hygiène ne saurait donc exercer son influence
que dans un rayon restreint. Si elle ne peut rien dans
l'air, elle peut agir sur la matière, partout où la
substance virulente palpable a pu être déposée, là
seulement est l'efficacité de son intervention. Je ne
saurai expliquer le développement des typhus, de la
morve et du farcin autrement que par des inoculations accidentelles, dues le plus souvent à des dépôts
de substances virulentes dans les auges, aux rateliers,
sur les instruments de pansage, sur les aliments même
des animaux qui tombent ultérieurement frappés de la
maladie contagieuse.

J'accepte le dogme de la spontanéité du développement des épidémies et des épizooties, car il est
impossible de dire d'où vient la suette britannique,
par exemple ; je constate l'inutilité de celui de l'infection par l'air et au contact, j'affirme la contagion
par inoculation sous les formes les plus variées et
les plus funestes, mais je nie que l'atmosphère, dans
les épidémies ou dans les épizooties, soit modifiée.
Qu'il se trouve quelques atômes d'hydrogène proto-
carboné dans l'air de quelques localités (Bousingault),
ou d'acide sulfureux (Chevalier), ou d'ammoniaque
au-dessus des grandes cités, il n'y a rien là qui puisse
expliquer les épidémies générales, comme l'existence
de l'hydrogène arseniqué, dans l'air des salons au-

trefois éclairés avec de certaines bougies, expliquerait de fréquentes syncopes.

J'admets l'existence d'un principe d'infection dynamique contre lequel la séquestration peut être utile ; tous les exemples sont contagieux dans une certaine limite, mais il est impossible qu'elle puisse jamais être une mesure d'hygiène générale, et c'est pour cela que l'isolement, dans les grandes calamités publiques, est aussi défectueux que les procédés de désinfection de l'air sont illusoires. En vue de les soustraire à l'infection dynamique, l'isolement place les individus dans les conditions morales et physiques du développement spontané de la maladie, non pas que je considère la peur ou la sécurité comme causes prédisposante ou préservatrice, mais parce qu'en effet la condition des individus isolés est, en tout état de cause, la plus déplorable de toutes pour l'homme comme pour la bête.

Somme toute, contre les épidémies l'hygiène ne peut rien faire de mieux que d'améliorer les conditions de bien-être général.

Si l'on veut bien méditer sur la marche de quelques épidémies, nous verrons celles-ci se propager insensiblement et s'éteindre peu à peu. Jamais elles ne débutent comme un coup de foudre ; il n'y a que la spontanéité des lésions fonctionnelles qui puisse faire croire chez les individus à un véritable empoisonnement, tandis qu'à bien considérer la maladie au point de vue de l'hygiène publique, on la voit constamment progresser, puis descendre, à partir de l'instant où elle n'existait encore qu'en miniature sur les confins des autres groupes pathologiques qui l'environnent.

La constitution médicale cholérique, par exemple, met toujours un certain temps à se développer. Le choléra ne remplace pas immédiatement toutes les autres affections ; les états gastiques et saburraux, les fiévres intermittentes, la diarrhée, la dyssenterie, deviennent de plus en plus fréquents avant d'aboutir à la transformation cholérique. A Berlin, à Vienne, à Paris, partout les mêmes progressions s'observent pour la période ascendante comme pour la période descendante de l'épidémie. Elle procède à peu près de même dans sa marche à travers le monde.

Elle débute en 1817 à Jessore, dans le Delta du Gange, on constate plusieurs cas de mort presque subite, après moins d'une demi - heure d'accidents (Rapport lu à l'Acad. de Méd., le 26 et 30 juill. 1830) ; elle va aboutir en 1833 au Méxique, après avoir parcouru toute notre sphère. Après avoir maltraité l'Indoustan, elle sévit ensuite à l'île de Ceylan en 1819, sur les côtes et dans les principales villes du golfe Persique jusqu'en Arménie en 1820 ; elle gagne les bords du Tigre et de l'Euphrate, le pays d'Alep en 1822, la nouvelle Géorgie et le Caucase en 1823 (où elle semble avoir stagné pendant quelques années). En 1829 elle passe à Tiflis, à Astrakan en 1830, à Orenbourg, à Moscow en 1831, à Saint - Pétersbourg en mars de la même année, avec l'invasion russe à Varsovie en mai, à Dantzig en octobre, à Berlin, à Hambourg, à Sunderland en 1832, à Londres et à Paris ensuite.

Sa marche néanmoins n'est pas celle d'un incendie, elle a des lacunes qui excluent l'idée de l'infection comme on l'entend encore. Si l'irruption de la constitution épidémique, là où elle a son foyer, aux Indes, se fait dans tous les sens, elle est fantasque ailleurs, dans sa propagation, comme la névrôse, tantôt elle ne frappe qu'un côté de rue d'abord, puis l'autre ensuite, tantôt elle remonte ou descend les fleuves, elle va ou contre ou avec les vents, elle marche de Dantzig sur une large bande, de l'Est à l'Ouest, comme l'invasion armée, puis, après avoir franchi sans obstacle tous les cordons sanitaires (Aubert, Acad. des Scie.), elle descend à Londres et de Londres à Paris, au milieu des mascarades de la mi-carême.

Les températures n'influencent ni en bien ni en mal ses pérégrinations; l'épidémie désolait la Pologne au milieu des rigueurs de l'hiver, elle va sévir en Algérie par une tiéde température d'été.

Les localités que quelques industries infectent de leurs produits semblent, théoriquement, devoir être décimées, le fléau les épargne; la voirie de Montfaucon est respectée quand des palais, de riantes villas sont envahis. Quelques localités élevées semblent devoir être à l'abri de la dévastation; les uns l'expliquent par le renouvellement plus fréquent d'un air plus pur, hypothèse tout aussi compromettante que les autres; des villes, des habitations haut perchées ont été atteintes en moins grand nombre, il est vrai, que celles des vallées, mais par une excellente raison, c'est que les premières sont rares et que les autres sont très-communes. Le choléra a sévi à l'hospice du mont

Saint-Gothard (2128 mètres au-dessus du niveau de la mer).

L'hiver, on l'a écrit, ralentit la marche du choléra qui reprend de plus belle au printemps. L'épidémie s'est développée par un vent du nord-est froid et sec s'exaspérant à Berlin, dit M. de Humboldt, tantôt avec une température, tantôt avec l'autre, comme à Paris. Le choléra marche toujours; s'il est moins commun pendant l'hiver, c'est qu'alors les migrations sont moins communes, c'est que le monde est plus en repos; faites que, par les temps froids, la guerre continue toujours, comme sur les bords de la Vistule en 1831, les deux fléaux réunis auront bientôt mis les parties d'accord faute de combattants s'il n'en vient pas toujours de l'Orient, pour se ruer sur les riches contrées de l'Ouest.

Si les lieux bas et humides sont atteints d'abord, c'est que ceux-ci sont généralement plus habités, plus pléthoriques que les autres, et parce que, pour eux, la loi de Malthus est une nécessité impérieuse.

Les premiers temps de l'épidémie franchement déclarée sont les plus meurtriers; les plus susceptibles d'être atteints, doués de plus d'affinité pour la fascination cholérique (infection des auteurs), une fois épuisés, il n'en reste plus qu'elle puisse influencer, ce qui revient à dire, que nous ne savons pas pourquoi, et qu'il n'est pas de misère sans fin. Si la doctrine de l'infection était fondée, ses effets devraient être permanents, les épidémies en plusieurs actes, à plusieurs reprises, la réprouvent. Il est vrai que ses souteneurs l'étayent d'une autre abstraction, la prédisposition, exactement comme s'ils faisaient du fatalisme un motif d'abstention thérapeutique. L'infection dynamique, elle, s'use comme la cause des névroses.

La mortalité est plus ou moins grande suivant les localités : sur 1 387 malades 1 010 succombèrent à Dantzig ; ailleurs il en périt 1 sur 2, 1 sur 4, 1 sur 6 même. Dans quelques endroits la cholérine, le choléra au petit pied, n'entraîne aucun décès.

Le choléra venait fréquemment se greffer sur d'autres maladies qu'il n'interrompait pas ; les êtres forts et bien constitués n'étaient pas à l'abri de ses coups.

Le choléra, dans une échelle pathologique bien étagée, serait placé entre les typhus et les névroses. A en juger par les lésions fonctionnelles, n'est-ce pas tout l'appareil du grand sympathique qui est le premier frappé, et, secondairement, la vie de relation ; dans le typhus c'est l'inverse.

Si l'encombrement ne provoque pas le choléra, il est certain qu'il contribue à en élever la mortalité, comme pour toutes les maladies. Sur quarante-huit quartiers de Paris, vingt-huit placés au centre ne comprennent pas un cinquième de son territoire et renferment la moitié de sa population ; dans un de ces quartiers, celui des Arcis, chaque individu ne dispose que de sept mètres carrés. Les rues qui en dépendent ont fourni le double de la moyenne des décès au choléra. Là, 146 000 habitants entrent pour un tiers dans le chiffre de la mortalité générale.

Dans les deltas du Gange, du Nil, du Mississipi, le choléra, la peste, la fièvre jaune sont toujours précédés, accompagnés ou suivis de fièvres intermittentes ; certaines fièvres rémittentes bilieuses de l'Afrique, de la Morée, des marais Pontins et des bouches du

Danube ressemblent souvent au choléra, à la fièvre jaune ou à la peste.

Quand l'influence du miasme paludéen ne va pas jusqu'à engendrer la maladie, à la longue elle émousse la sensibilité, diminue les forces muculaires ; elle communique à l'homme un cachet assez prononcé d'insouciance et de taciturnité donnant en même temps aux tissus une teinte terreuse, étiolée, chez les individus même qui n'ont pas eu la fièvre encore et que l'on attribue, à tort, au soleil ardent du pays, chez nos revenants d'Afrique comme chez tous les solognots par exemple. L'influence marécageuse serait la cause du dépérissement des races bovines et ovines en Algérie (Boudin), en Camargue, dans les marais Pontins, en Sologne.

ÉPIZOOTIE ET ENZOOTIE.

Comme leur pathologie, l'hygiènc des bêtes a besoin d'être étudiée dans ses rapports avec celle de l'homme, car les enseignements qui en résultent intéressent à la fois la santé et la richesse des nations.

Quand on considère, d'une part, les dangers qui peuvent découler d'une fausse sécurité sur les désastreux effets du dogme de la non-contagion quand même, et, d'autre part, les sacrifices que l'exagération des doctrines contagionistes impose, on est conduit à penser qu'il serait utile de mettre en évidence les faits qui militent pour ou contre les traditions.

De même qu'il existe une hiérarchie parfaitement étagée d'espèces animales, de même il existe aussi une échelle de groupes morbides qui se superposent les uns aux autres et qui semblent imparfaitement devoir se confondre par des intermédiaires hybrides.

Entre l'homme caucasien type et le nègre castor (stationnaire), la distance n'est pas beaucoup plus grande que celle qui sépare ce dernier de l'orang-outang; et, soit dit en passant, je conçois, en conséquence, l'émancipation des mulâtres, mais je ne comprends pas plus celle des nègres pur sang que celle des singes.

Entre les espèces pathologiques modèles se rencontrent aussi des variétés de nuances morbides qui participent à la fois, plus ou moins ou également, de l'un ou de l'autre des groupes qui précèdent ou qui suivent.

Dans les choses naturélles, les transitions sont toujours insensibles, il n'est jamais possible de bien exactement déterminer, ni le commencement, ni la fin de tel ou tel ordre de faits. C'est là la source inépuisable de toutes les controverses, quand on veut discuter sur autre chose que sur des faits précis.

L'hygiène publique n'est pas réglementée sur plusieurs points, des lacunes existent dans le code hygiénique, il est indispensable qu'elles soient comblées.

En ce qui concerne la transmission de certaines maladies, des bêtes à l'homme et réciproquement, si la question a pu être résolue vis-à-vis des médecins pour la morve, elle est loin d'être dégagée de toutes les obscurités qui l'environnent pour les typhus, vis-à-vis des vétérinaires et de l'opinion publique surtout.

Si les contagionistes vétérinaires, à mon sens, ont outré les dangers de quelques affections contagieuses chez la bête et chez l'homme, il ont nié ou atténué ceux de la morve ou du farcin; c'est contre de funestes erreurs trop généralement répandues qu'il est temps de s'élever. La quiétude des hygiénistes officiels à besoin d'être réveillée.

DES TYPHUS.

Chez les animaux comme chez l'homme, ils peuvent être spontanés ou naître d'une source contagieuse.

Dans le premier cas, le typhus, chez les bêtes, se développe ordinairement dans les mêmes conditions que chez l'homme. La paix, l'ordre en sont les meilleurs préservatifs généraux ; la guerre, les désordres, les grandes migrations de peuples l'engendrent et le propagent. Toutes les épidémies, les épizooties de quelque extension se sont constamment développées à la suite des grandes agitations de la guerre étrangère ou intestine, et celles-ci sont d'autant plus funestes qu'elles entraînent constamment avec elles, providentiellement, suivant les malthusiens, des calamités plus meurtrières encore que celles de la guerre proprement dite, les typhus de tous les temps avec les barbares de l'est et du nord de l'Europe, la variole en décembre 714 avec ceux du midi par les Arabes, le choléra avec les asiatiques par la Russie.

Dans le second cas, la contagion les engendre seule par inoculation.

Contre les causes générales des typhus spontanés, l'hygiène est impuissante, elle ne saurait empêcher la loi de l'antagonisme éternel qui régit le monde ; tout au plus indique-t-elle, en vain, aux conquérants, les moyens de rendre leurs excès moins funestes ! Pour ceux-ci, d'ordinaire, les préceptes qu'elle enseigne sont ou méconnus ou inapplicables. L'encombrement et les misères sans nom qui frappent à la fois, dans quelques foyers principaux, des agrégations trop considérables sollicitent une répression que les maladies ne refusent pas souvent, c'est là le correctif de la pléthore des nations ; poussé trop loin il amène l'anémie, contenu dans de certaines limites il entretient l'équilibre dans la balance des alternatives d'élévation et d'abaissement des peuples. Songer à préserver à jamais le monde de l'invasion des fléaux qui le déciment à des époques critiques, c'est vouloir aller contre les décrets immuables, mais tenter d'enrayer le mal pour ne pas le laisser dépasser certaines mesures c'est lutter contre un fatalisme dégradant, c'est pratiquer la maxime religieuse : Aide-toi, le ciel t'aidera.

Indiquer les causes des typhus, c'est en faire connaître la prophylaxie.

Les typhus, on ne saurait le nier désormais, peuvent passer, des bêtes aux gens et des hommes aux bêtes, des faits nombreux irréprochables le démontrent ; dans quelles circonstances, afin qu'il ne soit pas admis, en conséquence, que tout ce qui a appartenu à des animaux atteints de la maladie, ou que tout ce qui en a subi le contact doive être sacrifié comme quelques contagionistes le demandent, car, dans cette voie déplorable, on va droit à l'écueil que je voudrais voir éviter.

Si l'on doit considérer les chairs fraîches provenant d'animaux morts du charbon, par exemple, comme des agens irrécusables de contagion, ce n'est pas à dire pour cela qu'après avoir subi l'épreuve du feu, à l'état de viande cuite, elles soient d'un usage funeste. Il n'est pas suivant les faits d'un éclectisme éclairé non plus de considérer le lait, les peaux, les crins (Delafond) et les os des animaux morts des maladies typhiques ou charbonneuses comme des substances si dangereuses qu'elles ne puissent plus jamais être employées à quoi que ce fut sans propager le typhus ou le charbon.

Loin de soutenir le vieil adage : Morte la bête, mort le venin, je le combattrai, au contraire, dans ce qu'il a de compromettant pour la santé publique et de désastreux pour la richesse agricole.

De l'examen des faits classiques, avérés, il résulte que la contagion par *infection* n'est pas aussi facile à expliquer qu'on a bien voulu le prétendre. Si la possibilité de l'infection des pâturages (Delafond) et des abreuvoirs (Dufot) ou des animaux typhoïques ont passé a été admise par quelques auteurs, les conséquences hygiéniques qui en découlent sont impraticables.

Pour les contagionistes exaltés, le principe infectieux est dans l'air à l'état de substance, les gens qui approchent les typhoïques sont des agents de transmission du mal, les vétérinaires et les médecins qui, par profession, passent d'un individu malade à un autre seraient les propagateurs du fléau qu'ils avaient pour mission de combattre, ils en emporteraient le germe matériel avec eux, dans leurs vêtements, dans l'air qui les environne, comme si le principe des affections épidémiques, épizootiques n'était pas le plus souvent immatérialisable dans son origine spontanée comme celui du baillement, du rire, d'une foule de névroses, de tant de folies par contrefaçon et du choléra, de même que le point de départ de toutes ces grandes manifestations de l'antagonisme que l'on nomme les révolutions est là où l'esprit du singe domine, l'imitation involontaire, contagieuse à l'œil, à la pensée et à l'instinct, par une espèce de fascination qui s'opère à notre insu sur l'organisation.

En matière d'affection épidémique ou épizootique, c'est souvent en vertu du *post hoc ergo propter hoc* de quelques logiciens, que se formulent les conclusions les plus aventureuses, tantôt c'est parce que des vaches ont flairé des chiffons de papier provenant d'hôpitaux vétérinaires infectés *qui les effrayent*, qu'elles sont immédiatement atteintes de typhus, comme s'il n'était pas plus médical d'admettre que leurs terreurs sans motif fussent plutôt l'effet que la cause d'une affection encéphalique préexistante, sur le point de se révéler plus manifestement encore par d'autres lésions fonctionnelles du système nerveux. Tantôt c'est au passage purement et simplement d'un troupeau de bœufs surmenés chez lesquels le typhus se manifeste ultérieurement, qu'il faut attribuer l'épizootie. Quant à vérifier si celle-ci existait réellement parmi ceux qui sont réputés l'avoir apportée, nul ne s'en préoccupe. Tant que le typhus n'est pas manifestement constaté chez les animaux ils peuvent encore marcher longtemps, mais lorsqu'il est bien évidemment prononcé la bête s'arrête comme accablée, alternant la stupeur avec des accidents de surexcitation passagère, la progression devient impossible.

Toutes les misères, toutes les conditions insolites ou mauvaises de l'animalité précédemment citées, appellent les épidémies et les épizooties. En 1814, les parcs de bestiaux et nos corps d'armée étaient également atteints sans que l'on puisse dire si le typhus avait débuté initialement chez les uns ou chez les autres soumis aux mêmes influences du reste. Les observations d'Hurtel d'Arboval tendant à démontrer la contagion des typhus du bœuf à l'homme, ne prouvent donc qu'un fait, sinon celui de la transmission de la maladie de l'un à l'autre, au moins qu'ils peuvent se développer spontanément chez l'un comme chez l'autre sous certaines influences, les mêmes pour tous deux.

Ceux qui ont cherché dans la composition chimique de l'air la substance intoxicatrice de tous les grands fléaux qui luttent, avec la guerre et les hérésies sociales, contre l'exagération du développement du règne organique, n'ont trouvé dans leurs cornues, au fond de leurs creusets, que le sentiment de leur impuissance, des résultats négatifs ou des déceptions.

Si l'air ambiant peut donner la contagion, médecins et vétérinaires, contagionistes médiats, vous avez abdiqué, vous êtes des agens de pestilence et de mort dans les temps d'*infection*, vous n'êtes plus utile dans ce monde qu'à ceux qui veulent en sortir, vous ne pouvez plus servir la société que dans les instants de rémission et de calme sans mentir à vos convictions; par les temps d'épidémie ou d'épizootie votre entourage doit se dissoudre, les êtres qui le composent s'isoler; les animaux malades abandonnés à leurs instincts primordiaux et libres de toute servitude ne se tiennent-ils pas à l'écart de leurs semblables?

« Chassez donc bien loin de vous cette peste terrible qu'on nomme, parmi les hommes, sciences, » belles-lettres, beaux-arts, bel esprit, politesse;

6

» mais surtout que l'hydre dévorante, l'esprit de
» propriété ne s'y montre jamais ; point de partage
» entre vous de la terre que vous foulez aux pieds,
» c'est le funeste avant-coureur de la société, et la
» société l'est de toutes les horreurs qui désolent la
» terre. Votre conservation, la propagation de l'es-
» pèce exige une sorte de commerce entre vous, c'est
» par lui que la nature nous porte au bien par l'at-
» trait du plaisir, mais qu'il soit borné aux hasards
» de rencontres momentanées, mais que ce com-
» merce, que cette société ne dure pas plus long-
» temps que le nœud qui en est le principe. La saine
» philosophie consiste à savoir boire, manger, dor-
» mir, se battre au besoin et produire son semblable,
» aller au-delà c'est ouvrir la boîte de Pandore. »
(J.-J. Rousseau, Amsterdam 1762.).

C'est par le *quid divinum* épidémique et épizootique
des anciens que les pestes, les typhus, les fièvres
éruptives, la fièvre jaune et le choléra, comme les
orages et les révolutions s'opèrent. Ce n'est que dans
de certaines limites que l'humanité peut aller à leur
encontre par de grands moyens d'hygiène, par le pa-
ratonnerre et par l'énergie du pouvoir. Contre ces
diverses sources de désartres, l'hygiène n'a en ré-
serve que des palliatifs parfois, le plus souvent elle
indique seulement les moyens de ne pas aggraver le
mal en nous révélant de mauvaises pratiques.

Il s'est trouvé des contagionistes par la voie médiate de l'air respirable sans altération appréciable
aux sens ou aux moyens d'investigation chimiques,
à plus forte raison il a dû se présenter aussi des partisans de la contagion des typhus au contact, et, pour

étayer cette dernière prétention dans ce qu'elle a d'exagéré, les histoires n'ont pas manqué.

Dans telles circonstances on a mis des vêtements d'infirmiers vétérinaires qui avaient soigné des individus typhoïques sur le dos d'animaux sains. Sur six individus soumis à de telles expériences, trois ont été atteints, et l'on a conclu, en conséquence, à l'infection par le contact (Delafond), quand il est de notoriété publique que l'homme peut impunément autopsier ses semblables morts du typhus et qu'à l'instant où les effets du contact étaient expérimentés, l'épizootie régnait dans la localité où la moitié du bétail était atteinte.

Il est essentiel que l'hygiène sache à quoi s'en tenir sur ce point, car la contagion par le contact des effets qui ont servi aux typhoïques entraîne avec elle la proscription plus ou moins complète, non-seulement des objets de harnachement de sellerie ou tout au moins leur purification, mais encore le sacrifice, recommandé par plus d'un contagioniste, de toutes les provenances des animaux morts de la maladie typhique. Ainsi les cuirs comme les viandes, les crins et les os devraient être enfouis ou brûlés, en vue d'éviter la propagation du typhus. L'expérience n'a pas sanctionné le précepte qui fait une nécessité de la destruction des harnais des animaux morts de typhus, elle ne proscrit pas les pratiques *désinfectantes* recommandées par Vicq-d'Azyr et Delafond, elle reconnait même leur utilité contre les chances de contagion immédiate par inoculation accidentelle, mais elle ne veut pas qu'il soit si indispensable d'anéantir et la peau et la chair des typhoïques. Les écrits des

contagionistes tendent à faire admettre qu'il faille toujours s'enquérir de l'origine des cuirs qui ont servi à
la fabrication des harnais, c'est là propager des inquié-
tudes, des soucis dont l'inutilité ne me paraît pas con-
testable. En admettant que le tannage n'ait pas annihilé
le principe contagieux inoculable qui pourrait exister
dans les peaux fraîches, il faudrait encore, pour que
celui-ci pût exercer son action, qu'il fût introduit
par inoculation sous l'épiderme déchiré ou déposé
sur les muqueuses, c'est là seulement que serait le
danger. Ainsi, par exemple, Camper a inoculé des
veaux avec des lanières de peaux provenant de vaches mortes infectées, immédiatement, quarante-huit
heures, quatre jours, six jours après la mort des
vaches, et la maladie s'est toujours développée sous
les cinq ou six jours qui ont suivi l'inoculation. Un
seul inoculé survécut.

L'inoculation, en effet, est le seul moyen bien ap-
précié à peu près efficace de propagande typhique.
Elle peut s'exercer de plusieurs manières, soit que
la matière inoculable ait été déposée sur des surfaces
absorbantes, soit que la bave des animaux malades,
les matières morbides ou excrémentielles, le sang,
la chair, tous leurs tissus aient servi de véhicule à la
substance contagieuse. Quand on considère comment
les choses se sont passées dans l'épizootie qui sévit
en 1774 dans le midi de la France, il n'est pas démontré, comme pour quelques contagionistes, que la
maladie ait eu pour point de départ le débarquement à
Bayonne d'une certaine quantité de cuirs de la Zélande
hollandaise provenant d'animaux morts du typhus. Si,
d'une part, Buniva prétend que les cuirs frais et les

tanneries où l'on travaille les peaux de bêtes mortes infectées sont des foyers de contagion, d'autre part, les expériences de M. de Courtivron, prouvent le contraire. Des vaches saines ayant été recouvertes de cuirs frais d'animaux morts du typhus n'en restèrent pas moins bien portantes. C'est encore par une véritable inoculation que Vicq-d'Azyr a pu communiquer le typhus avec des mèches imbibées de sanie putride prise dans des fosses établies depuis plus de trois mois et où l'on avait enfoui des cadavres d'animaux morts typhoïques. Girard et Dupuy l'ont inoculé avec la lancette, Camper a constaté les effets de l'inoculation du quatrième au sixième jour, et, en même temps, la plus ou moins grande gravité de la maladie, suivant que l'inoculation avait été pratiquée avec du pus provenant d'un typhus plus ou moins benin. Pendant le fort de l'épizootie, l'inoculation amène un typhus grave, pendant son déclin, un typhus léger. C'est avec le mucus nasal, le fluide sero-purulent des pustules cutanées que l'inoculation du typhus s'opère habituellement, c'est là ce qui le faisait décrire par Ramazzini en 1711 sous le nom de petite vérole des bœufs (*Della contagiosa*), et ce qui portait Drouen, Guillot et Hermen à démontrer l'analogie, par l'inoculation, du typhus des bœufs avec la petite vérole en 1757.

Layard en Angleterre, Vicq-d'Azyr et Dupuy en France, conseillent l'inoculation du typhus. Pour ce dernier surtout elle serait un préservatif assuré du typhus *contagieux* qu'il désigne spécialement sous la dénomination de *cachexie varioleuse* ou picotte des bœufs.

L'inoculation mettrait à l'abri de la contagion ou

de l'*infection* chez la bête comme chez l'homme, en vertu de cette loi inexplicable par la physiologie qui veut que les êtres les plus mal partagés ne soient pas perpétuellement exposés à tous les maux qui peuvent sévir sur l'animalité. Quand un individu a subi telles ou telles atteintes d'un mal donné, sa dette de misère est épuisée pour un temps, l'immunité lui est acquise contre tous les autres maux du même genre pendant un certain nombre d'années. Ainsi une petite vérole artificielle ou la vaccine qui en est la miniature garantissent de la variole spontanée pendant un certain laps de temps, au bout duquel l'invulnérabilité disparaît.

Que l'on ne s'abuse pas néanmoins sur les résultats de l'inoculation chez la bête, ils ne sont pas si satisfaisants qu'on a bien voulu le prétendre, puisqu'un tiers des animaux inoculés du typhus jusqu'à ce jour, en Europe, a succombé à la maladie (Delafond).

Mais les animaux qui ont guéri du typhus ou qui ont été inoculés avec succès, une fois bien rétablis, acquièrent, par le fait de la maladie antérieure à laquelle ils ont échappé, une bien plus grande valeur. Suivant Camper, Municks, Detlof, Deberg, les bestiaux guéris du typhus ne le contractent plus que très-rarement. Les éleveurs, en vue de faire payer l'immunité typhique, devraient s'empresser de faire constater l'existence du typhus quand elle est bien prononcée chez leurs bêtes, afin que plus tard, leur invulnérabilité aux influences épizootiques soit une raison de les faire vendre plus cher, c'est afin de la reconnaître, comme pour la variole chez l'homme, que Vicq-d'Azyr recommandait le renouvellement de l'inoculation chez les animaux chez lesquels elle pouvait être suspectée. L'inoculation répétée reste sans effet tant que l'immunité contre le typhus persiste à la suite d'une première inoculation d'un typhus antérieur. L'animal, dans ce dernier cas, peut affronter tous les dangers de la contagion. Onze bêtes, après avoir été inoculées, envoyées en Zélande où régnait le typhus, mêlées aux animaux malades sont restées à l'abri de toute espèce de récidive. Il est suffisamment démontré que les bestiaux guéris de la maladie inoculée résistent parfaitement à une deuxième contagion naturelle ou artificielle. Il est important d'être fixé à cet égard, en cas de guerre, par exemple, les choix de l'administration pour ravitailler une place en bétail n'en seraient que mieux entendus, le souci de voir toutes les ressources de viande fraîche s'épuiser dans l'épizootie disparaîtrait à jamais des villes bloquées et les bêtes de trait, en campagne, pourraient être prises de préférence parmi celles qui n'auraient rien à redouter du typhus spontané ou de la contagion.

Ainsi que je l'ai précédemment avancé, une première attaque de typhus ou une première inoculation ne mettent pas infailliblement à l'abri d'une récidive typhique, quelques exemples cités par Camper et Vicq-d'Azyr le démontrent.

Dans la Bresse, dit M. de Courtivron, l'on vendait certaines bêtes qui portaient des traces de l'éruption extérieure du typhus bien au-delà de leur valeur, et cependant elles n'étaient pas toutes exemptes du tribut à payer aux épizooties ultérieures, mais il faut l'avouer, comme pour la variole ou la vaccine chez l'homme,

après une première atteinte, la récidive est exceptionnelle.

Je m'empresse de reconnaître avec M. Delafond
que le typhus malin et les affections varioleuses malignes ne sont pas deux affections identiques ; de là ces
contradictions apparentes qui résultent de la Statistique des inoculations. En effet, s'il y a des varioles
sine variolis, le plus souvent la vraie variole se dis-
tingue néanmoins du typhus par des pustules nombreuses et l'éruption du typhus est loin d'être en tout
semblable à celle de la variole. Il y a eu malentendu
bien des fois, sans nul doute, à cet égard, et c'est là
ce qui a fait croire, plus fréquemment qu'il ne convient, qu'une première attaque de typhus ne préservait
pas presque constamment d'une seconde, comme une
première attaque de variole exclut presque absolument,
pendant plusieurs années au moins, la possibilité d'une
récidive spontanée ou par inoculation. Si le diagnostic
avait toujours été rigoureux, la statistique vétérinaire
n'aurait pas formulé ses conclusions de telle sorte que
l'on doive admettre avec M. Delafond, sans plus ample
informé, que le total des résultats avantageux de l'inoculation typhique est aux résultats désavantageux
comme 3 est à 1.

Si la variole ne met pas à l'abri du typhus et le
typhus de la variole aussi complétement que la variole
préserve de la variole et le typhus du typhus, on ne
saurait nier cependant qu'une grande maladie générale
antérieure (*totius substantiæ* comme disait Fernel),
quelle qu'elle soit, ne garantit pas plus ou moins de
l'influence des grandes épidémies ou des grandes épizooties, comme la guerre étrangère préserve des révo-

lutions intestines, et celles-ci des grandes entreprises extérieures, par la seule raison philosophique abstraite, que la somme des misères de l'animalité n'est pas inépuisable.

On a prétendu que l'inoculation faite sur des veaux nés de vaches guéries du typhus donnait des résultats très-avantageux, rien de plus vague, rien de plus insignifiant qu'une telle assertion.

L'usage des viandes d'animaux morts de typhus va suggérer bien des hypothèses antagonistes, les résultats les plus disparates, et cependant j'oserai conclure à leur innocuité après la cuisson, tout en reconnaissant qu'à l'état de crudité elles peuvent être funestes à l'homme. La matière inoculable n'est-elle pas en substance dans la chair crue et sous plusieurs formes ? La cuisson l'altère, l'anéantit, comme le grand air, le lavage, les agents physiques ou chimiques, comme la fermentation putride elle-même. De là tous les effets contradictoires de contagion qui résultent de l'influence que l'on serait disposé à attribuer à la chair des animaux morts d'épizootie, dans le développement de certaines affections épidémiques ou épizootiques.

D'abord, la transmission du typhus, d'une espèce animale à une autre, est-elle admissible ? Des animaux à l'homme il ne répugne pas de l'admettre, puisqu'il est démontré que, quand le typhus sévit sur les uns, il sévit ordinairement sur les autres, puisqu'il se développe chez les uns et chez les autres sous les mêmes influences, soit spontanément, soit par inoculation et d'espèce à espèce, à coup sûr dans ce dernier cas.

« Chez l'homme et chez la brute, l'animal consi-

» déré en tant qu'animal, le corps animal, dis-je,
» l'économie animale enfin, est tellement d'une seule
» et même nature qu'elle se comporte absolument de
» même vis-à-vis les causes de mort et qu'il n'existe
» en aucune façon une prérogative de matière. Cette
» identité d'organisation n'est donc pas seulement un
» sujet d'études générales, mais doit être poursuivie
» avec un soin rigoureux dans toutes les formes spé-
» ciales. (Stahl, Théoria médica véra.)

La consomption des bêtes à cornes a la plus grande analogie avec le typhus de l'homme (Hildenbrand).

Je n'argumenterai pas sur les faits signalés tendant à prouver la transmissibilité du typhus, des animaux à l'homme, celui que l'on constatait en 1814 n'a aucune signification pour moi. Le typhus régnait alors dans tout le nord et le nord-est de la France sur les hommes et les bêtes ; ce valet de ferme de Marcon-celle, entre autres, qui contracta le typhus, suivant d'Arboval, en soignant des bœufs malades, pouvait tout aussi bien l'avoir emprunté de l'un de ses semblables ou de l'influence épidémique que de l'influence épizootique ou du contact supposé des bêtes qu'il avait occasion d'approcher.

D'ailleurs, puisque le typhus peut atteindre à la fois et le gros et le petit bétail, comme en 1775 dans l'épizootie du Boulonnais (Vicq-d'Azyr), il n'y a rien d'extraordinaire à ce qu'il puisse remonter plus haut dans l'échelle des êtres en s'élevant jusqu'à l'homme.

Toutefois, Vicq-d'Azyr soutient que le typhus ne se communique pas aux chevaux, mulets, ânes, chiens, par l'inoculation directe, et, par une singulière et inex-plicable contradiction, il infirme ce qu'il vient d'affirmer en citant cinq exemples d'inoculation suivis de mort dans trois cas et d'insuccès dans les deux autres.

Des animaux malades (bœufs hongrois), ayant souillé une botte de foin de leur bave, le cheval qui la mangea fut atteint de typhus et succomba (Grognier), il y a eu là inoculation par les muqueuses, probablement.

D'après Leclerc, les chevaux ne prendraient point la maladie des bœufs. C'est là une vue théorique qui, si elle était admise pour le typhus, ne le serait certainement pas pour le farcin ou la morve.

Les expériences de Camper, Municks, Delafond, qui ont inoculé le virus de vache malade à plusieurs espèces d'animaux sans résultat, tendent à faire admettre que la contagion, même par cohabitation, n'est qu'exceptionnelle, des différents animaux les uns aux autres. Souvent, ajoutent-ils, des vétérinaires, dans leurs dissections, se sont piqués, il n'en est *jamais rien résulté* de plus qu'une plaie simple comme dans l'ouverture de cadavres morts du typhus. Ils reconnaissent cependant que les affections charbonneuses sont moins tolérantes.

Quant à moi qui n'admets pas la contagion du typhus au contact ou par l'intermédiaire de l'air, mais qui l'admets par inoculation immédiate, d'individu à individu de même espèce, comme, d'une part, le typhus de la race bovine se développe dans les mêmes circonstances que le typhus dans la race humaine, et comme, d'autre part, je ne vois dans les divers groupes de l'animalité qu'une progression ascendante ou descendante, je ne saurais nier sans inconséquence en phathologie ce que j'accepte en physiologie, et je reconnais que le typhus des animaux des classes inférieures peut s'étendre aux classes supérieures. Seulement il ne saurait passer d'un point trop éloigné de l'échelle des êtres à un autre et réciproquement; l'analogie et les faits le proclament. Grève n'a-t-il pas vu la petite vérole se développer chez un singe qui avait joué avec des enfants varioleux. Paulet et Huzard citent des faits analogues. Dans la peste de Marseille, un chien léchait et mangeait impunément toutes les substances organiques provenant des pestiférés, sang, bubons, etc., sans qu'il en résultat rien. On lui injecta dans la veine crurale un certaine quantité de bile en dissolution dans deux onces d'eau, il mourut quatre jours après avec un bubon à l'aine (Didier). Il est donc évident que la maladie peut passer d'une espèce à l'autre, par inoculation.

C'est en se plaçant à ce dernier point de vue qu'il est d'une hygiène plus scrupuleuse que positive de considérer la chair *crue* provenant d'animaux morts de typhus comme un moyen de propagation de la maladie contagieuse, car il n'existe pas d'observations authentiques, sérieuses, qui prouvent que le typhus se soit jamais propagé par ce moyen, au contraire; ainsi tous les jours les gens de Montfaucon et d'ailleurs dépècent d'énormes quantités de viandes provenant d'animaux morts du typhus ou d'autres maladies contagieuses sans en rien éprouver; les animaux du jardin des plantes, des chiens en grand nombre, les rats des clos d'équarrissage de la Villette, les chacals et les hyènes, en Algérie, mangent tous les jours, impunément, des viandes crues, d'origine suspecte et sans en éprouver de mauvais effets.

En 1796, dans l'épizootie typhoïde du Bas-Rhin, chiens, chats, canards, oies, ont mangé la chair des cadavres des animaux morts typhoïques sans accident (Baumon). Je n'ignore pas le fait cité par Buniva, tendant à faire penser que l'existence, pendant une nuit, de quelques morceaux de viande crue infecte dans une étable à vaches ait pu rendre celles-ci malades ; il n'y a là qu'une simple coïncidence. Il ne faut pas plus s'étonner qu'une forteresse approvisionnée de viandes ait pu infecter tous les bœufs qui y transportaient habituellement des fardeaux. L'influence matérielle des émanations ou immatérielle épizootique peuvent fort bien avoir isolément ou à la fois causé l'épizootie.

S'il est à craindre que la contagion typhique s'opère par des viandes crues, provenant d'animaux infectés au moyen d'une véritable inoculation de la matière virulente qu'elles pourraient contenir, le doute n'est plus permis sur leur innocuité après la cuisson. Déjà la faculté de médecine de Padoue en 1711, d'après Ramazzini, n'admettait l'innocuité de la viande de bêtes atteintes de typhus qu'autant que celles-ci avaient été tuées autrement que par la maladie.

D'un rapport d'Huzard fait à la faculté de médecine de Paris le 28 avril 1814, il ressort cette conclusion : que la chair des animaux malades tués n'est pas malfaisante.

Les troupes alliées, pendant deux mois, n'ont-elles pas presque exclusivement mangé en France des viandes d'animaux malades jusque dans les hôpitaux même et sans inconvénients ? En 1745, dit Camper, on consomma en Hollande une assez grande quantité de viande de bestiaux malades, il n'en est résulté aucun mal. Dufau, médecin de l'Aquitaine, en 1775, constatait les mêmes particularités.

Pendant le blocus de Strasbourg en 1814, dit M. Coze, l'on ne se nourrit point d'autre viande que celle d'animaux malades, et un grand nombre d'entre eux, quand on les abattait, était sur le point d'expirer. Il n'en advint cependant pas, ni pour la troupe, ni pour les habitants, plus de maladies que de coutume. A Paris, la police n'en persiste pas moins à vouloir s'opposer à la vente de la chair des animaux malades, mais sans succès.

S'il existe quelques faits vagues rapportés par Cogrossi desquels il semble résulter que la chair des bêtes malades donne la diarrhée, il faut les reléguer avec ceux qui tendraient à faire croire que le lait des vaches typhoïques est mal sain, quand il est positif que, du sixième au septième jour du typhus, c'est-à-dire quand la maladie n'est pas bien prononcée encore, le lait commence à tarir (Delafond).

L'usage du lait d'animaux malades de typhus ne paraît pas devoir être si funeste que quelques auteurs semblent l'admettre, puisque la secrétion du lait des animaux atteints d'affections graves, comme le typhus, se trouve tarie avant que la maladie se soit le plus souvent bien caractérisée. Par conséquent, si le lait peut être parfois d'un mauvais usage, ce n'est pas tant au typhus qu'il faut l'attribuer qu'à d'autres causes. Au début des maladies de poitrine, par exemple, le lait, chez les vaches, est souvent plus abondant mais aussi plus séreux, et ne peut être conservé; chauffé il tourne, comme aliment il est débilitant et laxatif.

Les vaches de Paris et des environs finissent souvent
par être atteintes de phthisie calcaire, c'est-à-dire avec
dépôt de phosphate de chaux dans tous les solides
organiques, et, comme telles, n'en continuent pas
moins à donner du lait bleuâtre d'une saveur faible,
acide et très-étendu d'eau, contenant peu de beurre
et de caseum, incinéré, il donne sept fois plus de
phosphate et de carbonate de chaux que celui d'une
vache saine. C'est un lait détestable, rien de plus.

Parmi les faits qui méritent d'être examinés, pour
ou contre l'usage du lait provenant d'animaux malades,
interprétés d'une certaine façon, les plus décisifs démontrent son innocuité ou leur insignifiance. Camper,
par exemple, en Hollande, ayant fait avaler à des
veaux du lait de vaches atteintes d'épizootie typhoïde,
ceux-ci ne contractèrent pas la maladie tandis que
l'inoculation la leur donna. D'abord à quelle période
de la maladie des vaches le lait fut-il tiré? Pour
moi il n'a pu l'être qu'avant que la maladie n'ait été
entourée de tous les signes pathognomoniques qui la
caractérisent, attendu que, quand le typhus est bien
prononcé, chez les bêtes comme chez les gens, la
sécrétion du lait est à peu près suspendue. Ensuite,
si l'inoculation a été suivie d'effet, il n'y a rien là qui
contredise ce que je viens d'énoncer, en ce sens que
celle-ci n'a pu être pratiquée que plusieurs jours au
moins après l'instant ou la non transmission de la
maladie par l'usage du lait a été reconnue, c'est-à-dire
quand le typhus était déjà assez avancé pour pouvoir
fournir une matière inoculable, car on ne saurait se
le dissimuler, ce n'est jamais chez les animaux qui
donnent encore du lait que celle-ci se rencontre.

Michel Sagar (Moravie, 1764) et un vétérinaire de Lyon, en 1811, prétendaient aussi que le lait des vaches malades donnait la maladie aux personnes qui en faisaient usage, tout en admettant que la chair des mêmes animaux n'en était pas moins bonne. En 1814, dit Grognier, le lait d'une vache malade du typhus ayant été donné à un gros *matin* de quatre ans, le chien fut atteint de dyssenterie. Enfin, d'Arboval raconte que du beurre fait avec du lait de vache malade occasionna de fortes tranchées chez les personnes qui en usèrent. Je ne nierai pas que les faits précités ne se soient accomplis comme il vient d'être dit, mais j'oserai les interpréter comme il convient et je prétends que, par cela même qu'un animal donne encore du lait dans de telles proportions que plusieurs personnes puissent en user comme de coutume, il n'a pas le typhus, par conséquent, que si l'usage à l'intérieur de ce même lait a été suivi de tranchées, de dyssenterie ou de maladie typhique même, il faut en aller chercher la cause ailleurs. Je ne sache pas qu'en saine pathologie on ait jamais pu croire à l'inoculation d'un principe virulent qui n'existe pas encore là où on croit l'avoir pris. En tout cas il n'est démontré nulle part que l'usage du lait des animaux plus ou moins souffreteux dont il vient d'être fait mention ait été funeste à personne, tout au plus aurait-il donné lieu à quelques-unes de ces indispositions dont la cause est à peu près ordinairement insaisissable.

Les provenances d'animaux morts de typhus simple n'engendrent donc pas tout le mal dont on est porté à les croire capables. M. Delafond lui-même admet que la chair des animaux morts de typhus ne peut être nuisible ni à l'homme ni aux animaux. Elle ne peut être dangereuse qu'à l'état de crudité, qu'autant qu'elle entrerait déjà en fermentation putride ou qu'elle renfermerait la matière inoculable de l'épizootie. Dans le premier cas elle pourrait agir à la manière des substances putréfiées, dans le second par inoculation, soit sur des surfaces dénudées d'épiderme, soit sur les muqueuses.

Le lait des animaux, dans les prodromes de leurs maladies, peut être altéré en qualité et en quantité, mais il n'est jamais toxique, tout au plus est-il peu réparateur, parce qu'il est ordinairement plus séreux.

Je crois, en conséquence, que l'abattage des bêtes malades et de celles qui ont vécu avec elles en temps d'épizootie n'est pas toujours le moyen de prévenir l'extension du typhus, et c'est à coup sûr sacrifier du bétail sans la certitude d'en préserver d'autre. Interdire l'usage des viandes de belle apparence et du lait, l'emploi des cuirs, des crins et des os même, quand il est des précautions qui peuvent en extirper la matière contagieuse qui s'y rencontre, c'est sacrifier au préjugé des substances qui se trouveraient si bien employées d'une autre façon. Cette dernière observation m'a été suggérée surtout parce que j'ai pu observer de *visu* en Algérie ; là, en effet, les contagionistes exaltés et tous les philanthropes enthousiastes qui s'y rencontrent n'y regardent pas de si près pour faire tuer, à tort à travers, telle ou telle bête des parcs de bestiaux de l'administration, à la conjonctive jaune. C'est toujours le budget qui en fait les frais, après procès-verbal du vétérinaire ou de l'officier de

8

santé du lieu. Les viandes qui proviennent des animaux abattus en pareille occurence n'entrent pas dans la consommation officielle des troupes au camp ou au quartier, mais elles font leurs délices au cabaret, en même temps que celles des colons toujours affamés qui peuvent en obtenir leur part et qui s'en repaissent avec bonheur sans que leur état de santé habituel en soit plus avarié pour cela, au contraire.

En tout état de cause, sans partager entièrement les scrupules des contagionistes, sans admettre avec Buniva qu'en Piémont les étables qui n'ont pas été désinfectées doivent constamment reproduire le typhus bos-hongrois, je crois comme lui qu'il n'est pas indifférent d'enfouir les fumiers et les fourrages imprégnés non-seulement des exhalaisons subtiles, mais des exhalaisons substantielles même de l'animalité malade. La désinfection à l'aide du chlorure de chaux peut offrir quelque utilité en pareil cas, en ce sens qu'elle peut faire disparaître la substance matérielle virulente inoculable qui propage ordinairement le typhus, de concert avec l'influence générale épidémique qui l'a développée.

DU CHARBON.

Lorsque le charbon complique le typhus, si rare que cela soit, il importe de s'y arrêter, les dangers de l'inoculation sont alors bien autrement sérieux que dans le typhus simple.

Le charbon épizootique se communique à l'homme et à tous les animaux qui s'en rapprochent (Delafond). C'est ici le cas de ne pas confondre encore le charbon

essentiel avec le charbon symptômatique, ce sont là
deux degrés de la hiérarchie morbide qui ont des
points de contact, mais qu'à cause de cela il faut prendre garde de ne pas prendre l'un pour l'autre.

Le charbon essentiel, degré extrême de la condition morbide qui commence à l'état typhoïde naissant,
serait trasmissible par le contact seul du virus charbonneux (Delafond). Quant à moi, je n'admets la
contagion que par le dépôt de la matière virulente sur
les muqueuses ou sur toute autre surface absorbante.
C'est alors que la maladie peut éclater incontinent,
comme chez le boucher de Pithiviers qui, après avoir
dépécé un bœuf mort de charbon, mit le couteau dont
il s'était servi entre ses dents et qui fut immédiatement
atteint de glossanthrax suivi de mort au quatrième
jour. Si les ouvriers qui travaillent le crin sont sujets
au charbon (Ramazzini), c'est par inoculation accidentelle que la contagion s'opère.

Le charbon spontané n'est pas rare ; s'étant déclaré
sur les chevaux d'un régiment de dragons en garnison
à Fossano, en moins de dix-huit heures il en périt
14 sur 24 (Brugnone).

L'épizootie n'est pas toujours aussi ardente dans
ses manifestations. M. Barthélemy ayant fait habiter
des animaux carnivores et herbivores ensemble, les
uns atteints de charbon et les autres sains, il n'en est
rien résulté (école d'Alfort, 1823), ils buvaient aux
mêmes auges et couchaient sur la même litière, mais
il faut s'empresser de le dire, c'était le charbon sporadique qui avait été transmis aux animaux malades.

Il n'est pas vrai, ainsi que l'a prétendu Dupuy
(Académie des Sciences, 24 novembre 1840), qu'il

suffise de laver un animal dans la vase des marais pour lui donner une affection charbonneuse mortelle, transmissible à l'homme ; s'il l'a expérimenté avec succès, l'expérimentateur n'a pas dû toujours réussir, je me plais à le croire. J'ai vu des troupeaux entiers de bœufs, de moutons, des chiens, des chevaux en grand nombre enfoncés pendant plusieurs heures par jour, et à toutes les époques de l'année, dans la fange des marais infects du Mazafran et des bords des étangs de Zéralda (Algérie), sans qu'il en soit rien résulté.

Chez les bœufs gras surmenés le charbon n'est pas rare et leur dépécage peut amener, à certaine condition, des accidents d'infection et de mort. Mais ce qui mérite d'être pris en considération, c'est qu'au dire de Duhamel cette même viande qui a engendré, dans le cas précité, la mort du boucher de Pithiviers, fut vendue et mangée dans les meilleurs maisons de la ville sans inconvénient. A l'état de chair fraîche comme pour le typhus, la chair des animaux charbonneux peut donc engendrer le charbon par inoculation, à l'état de viande cuite elle est inoffensive.

Dans presque toutes les fermes, dit Delafond, on égorge sur-le-champ les moutons affectés du *sang* ou sang de rate, la chair est mangée dans l'établissement sans qu'il en résulte jamais rien de fâcheux, et cependant un grand nombre de ces moutons est attaqué de fièvre charbonneuse, maladie difficile à distinguer du sang de rate.

En Algérie, les agents comptables des vivres détenteurs de troupeaux sont plus scrupuleux et ce n'est pas sans préjudice pour le trésor public. Tout ce qui souffre dans leur bétail est abattu et abandonné au premier venant, après tout il n'y a jamais rien de perdu que là où n'existe pas d'appétits désordonnés à satisfaire, c'est-à-dire là où il n'y a pas de désenchantés au pays de toutes les mystifications.

Parent Duchatelet dans son travail sur les clos d'équarrissage de Paris prouve que les débris cadavériques d'animaux morts du charbon ne sont point aptes à transmettre cette affection. Des renseignements pris auprès du maire de la Villette et du médecin de la localité il résulte que, de mémoire d'homme, l'on n'a pas d'exemple de pustule maligne survenue chez les équarrisseurs, les tanneurs ou tous autres employés de Montfaucon.

C'est un fait de notoriété publique que les affections charbonneuses sont aussi fabuleuses à Poissy qu'à Sceaux, là où l'affluence des bœufs est excessive et où l'on ne consomme guère que des viandes provenant d'animaux malades et abattus comme tels.

Si Barberet (Minorque), Bertin (Guadeloupe), Vorlock (Saint-Dominique), Chisholm (Grenade) ont tous signalé des accidents graves engendrés par l'usage, comme aliment, de viandes provenant d'animaux morts du charbon, si la mort par le charbon ou la diarrhée s'en est souvent suivie, si Enaux et Chaussier citent des faits analogues, les uns et les autres peuvent bien être pris en considération, mais assurément ils n'ont pas la même valeur que les faits indiqués avec infiniment plus de précision et de rigueur par Parent Duchatelet, et qui tendent à consacrer l'innocuité des viandes cuites provenant d'animaux morts du charbon.

Mais personne ne saurait soutenir que les manipulations de la chair fraîche provenant d'animaux charbonnés ne peuvent pas engendrer l'infection par inoculation accidentelle. Delafond propose en conséquence d'en faire interdire la vente par l'autorité, après avoir cité à l'appui de ses prétentions d'incontestables faits de communication du charbon et de la pustule maligne par le contact supposé pur et simple du sang et de la chair fraîche.

D'après Enaux et Chaussier (Traité sur la pustule maligne), ce serait chez les tanneurs, les corroyeurs et les bouchers que l'on rencontrerait plus fréquemment des cas de pustule maligne, mais parmi les faits de charbon ou de pustule maligne signalés, chez les animaux et chez l'homme, comme résultant du contact des peaux et des chairs, il en est un bon nombre dont l'origine probable même laisse singulièrement à désirer. Est-il médical d'admettre que deux gouttes de sang provenant d'un animal charbonneux déposées sur la main d'une femme aient suffi pour engendrer deux pustules malignes ? Est-il bien vrai que le vétérinaire Damoiseau en opérant un animal d'une tumeur charbonneuse ait contracté la maladie dont il guérit heureusement, sans avoir eu de dénudation aux mains par où l'inoculation ait pu s'opérer ?

J'admettrai volontiers que le sang, dans les opérations de ce genre ou dans le fouillage, ait souvent pu être le véhicule de l'agent de contagion chez l'homme, mais à la condition d'une solution de continuité là où il ait pu agir.

L'inoculation n'est pas en cause ici, M. Barthélemy l'a expérimentée avec succès. Le sang de la rate d'une brebis morte du sang de rate ayant été inoculé par lui à une autre brebis, trente-six heures après celle-ci succombait à un gonflement et à une altération profonde de la rate.

Bien qu'il me répugne de croire que le contact du sang d'un animal charbonneux sur la peau intacte puisse donner lieu au charbon, je n'en approuve pas moins la précaution hygiénique qui veut que les vétérinaires s'enduisent les mains de graisse dans de certaines opérations. Quant à reconnaître la moindre utilité à l'application d'un séton au poitrail ou au fanon préconisée par quelques vétérinaires (Delafond) comme moyen préservatif du charbon sporadique, c'est l'équivalent de celle du cautère des Orientaux ou de Larrey contre la peste du Levant. M. Samoëlowitz fait observer que tous les sous-chirurgiens d'un hôpital de Moscow qui portaient jusqu'à deux ou trois cautères, qui faisaient usage de préservatifs furent, au nombre de quinze, affectés de la peste, et l'on ne put en sauver que trois.

VARIOLES.

Vaccine ou cow-pox des vaches, clavelée des bêtes ovines, variole du porc, toutes contagieuses par inoculation.

Les pustules de vaccin spontané ne sont pas rares chez les vaches de l'est de la France. Lors du concours agricole de Verny en 1848 (Moselle) il s'en est présenté un exemple qui a passé presque inaperçu.

Le cow-pox ne constitue jamais qu'exceptionnellement une maladie de quelque gravité. La chair des animaux atteints de cow-pox peut être réputée sans inconvénient.

La clavelée, elle, occasionne parfois d'immenses désastres. En Prusse et en Autriche, Laubender estimait les pertes annuelles à plus d'un million de bêtes, mais grâce à l'inoculation elle ne fait plus de grands ravages. Elle emportait ordinairement autrefois le tiers des animaux atteints ; elle est enzootique dans tous les pays où l'on élève des troupeaux. La clavelée peut naître spontanément sur les moutons et se propager par inoculation.

C'est pendant l'été que les épizooties de clavelée sont toujours plus graves, l'hiver les calme. Dans les Cévennes, il est d'observation que, si un troupeau claveleux a été dans un pacage, le troupeau qui vient après lui gagne la maladie (Paulet, — D'Arboval), c'est à peu près comme pour le typhus, là où la maladie règne on risque plus qu'ailleurs d'en être atteint sans que la théorie de l'infection par l'air ait besoin d'intervenir.

Par l'inoculation la clavelée se développe huit ou dix jours après. L'inoculation est une pratique que l'on ne saurait trop préconiser pour deux raisons, d'abord c'est qu'elle abrège le temps de l'épizootie et qu'elle en atténue les effets. Elle ne dure qu'une seule lunée au lieu de trois, et la statistique démontre que, sur cent moutons clavelés par inoculation, il n'en meurt guère que de deux à quatre. Cependant dans une circonstance où M. Renault, d'Alfort, inocula la clavelée à onze moutons, en vue d'expérimenter après combien de temps l'action du virus était révocable par la cautérisation et l'excision du lieu de l'inoculation, toutes les bêtes clavelées succombèrent dans les onze cas où ces diverses pratiques furent tentées, depuis cinq minutes successivement après l'apposition de la matière inoculable sur des surfaces dénudées jusqu'à onze heures, à plus forte raison, après l'instant où l'inoculation avait été faite. Ce n'est pas le cas, néanmoins, de conclure à l'inutilité de la cautérisation locale dans le cas d'infection virulente directe. L'expérience précitée démontre seulement la rapidité de la·transmission des virus et la nécessité de ne jamais temporiser pour en conjurer les effets. (Académie des Sciences, 1848.)

Il est irrationnel le conseil de Gilbert qui tend à faire accepter que tous les moutons atteints de clavelée doivent être abattus, d'abord parce que ceux-ci peuvent guérir, enfin, parce que le germe du mal est déjà répandu quand une partie du troupeau, quelque minime qu'elle soit, a déjà été atteinte. Si l'isolement des clavelés est avantageux (Delafond), c'est en ce sens que l'encombrement est toujours fâcheux, indépendamment même des conditions d'épizootie.

Depuis 1790, date des premières inoculations en France par Venel médecin à Montpellier, jusqu'en 1815, 32221 bêtes à laine ont été clavelisées, 31851 ont été guéries, les autres ont succombé.

L'inoculation met à l'abri de la récidive. La clavelée débutant dans un troupeau peut s'y perpétuer trois mois, six mois, jusqu'à un an ; inoculée à tous les individus du troupeau, elle ne se propage point au-delà du terme d'une bouffée, un mois au plus. L'on évite ainsi les deux bouffées ou lunées qui surviennent plus tard et l'énergie de l'épizootie est aussi enrayée.

9

La séquestration, le cantonnement deviendraient donc inutiles, si toutes les bêtes d'une localité étaient inoculées. Cette opération a été pratiquée en 1815 dans le Pas-de-Calais et eut les plus heureux résultats.

La laine des moutons claveleux devrait être enfouie, dit M. Delafond, comme susceptible de conserver plusieurs mois même le principe contagieux, comme s'il n'était pas beaucoup plus simple de la désinfecter, si infection il y a, par l'un des procédés connus. Quant à leur chair elle peut servir comme aliment. En 1810, à Lyon, on en mangeait sans accident.

Bourgelat et Brugnone ont inoculé la clavelée à l'homme sans résultat. Mauro, Legui se seraient servis du virus provenant de deux pustules survenues chez deux enfants qui avaient été clavelisés, pour inoculer d'autres enfants et ceux-ci auraient été préservés de la variole dans une épidémie qui sévit peu de temps après à Pessaro. C'est toujours le *post hoc ergo propter hoc* des dogmatiques. Plus tard Sacco clavelisa quatre enfants sans que l'inoculation produisit d'effet. M. Voisin, de Versailles, en 1812, répéta inutilement ces expériences sur des enfants, car la vaccine réussit très bien ensuite sur eux. Deux moutons clavelisés avec la matière inoculable provenant de la même source que celle qui fût employée chez les enfants, furent pris de clavelée et l'un d'eux mourut.

Chaussier expérimenta aussi sans effet la substitution de la clavelée au vaccin.

Ce qui fit reconnaître dans le cow-pox un préservatif de la variole, c'est la constatation de ce fait : que tous ceux qui avaient contracté l'un étaient invulnérables à l'autre ou à peu près. Il n'en est pas de même de la clavelée. Les pâtres vivant au milieu des troupeaux clavelés ne contractent jamais la maladie de leurs bêtes et peuvent contracter la variole comme tous ceux qui n'ont pas été vaccinés ou variolés. M. Jouvencel en cite des exemples.

Les observations de Barrier tendant à faire croire que les chiens de berger ou d'autres bêtes peuvent contracter la clavelée n'ont rien de fondé. Je n'admets pas que les chiens, pas plus que les vétérinaires et les médecins, puissent jamais avoir porté la maladie là où elle n'existait pas, sinon révélée, en germe au moins. Clavelisés, les chiens ne prennent pas la clavelée (Delafond, Expériences), ni les vaches, ni les veaux (Chambrier de Neuf-Châtel).

DE LA MORVE.

Elle attaque le cheval, l'âne et le mulet. Fréquemment sporadique, quelque fois enzootique, rarement épizootique, disent les auteurs ; plus commune sur les chevaux qui habitent les pays froids et humides, la morve se développe plus souvent encore sur les chevaux réunis en grand nombre que chez ceux qui vivent isolés.

Sur cent chevaux atteints, dit Delafond, à peine si l'on en guérit dix ; sur cent chevaux atteints il me semble démontré qu'il en meurt cent, et ce qui explique la divergence d'opinion, avec les anciens, des auteurs les plus récents qui ait écrit sur la morve, c'est que les premiers ont considéré sans raison, comme des cas de morve, tel ou tel écoulement par les narines si commun chez un grand nombre d'animaux atteints d'affections diverses.

Les fatigues, des alternatives brusques d'une carrière agitée, toutes les causes générales des typhus, les aliments avariés, la jeunesse et la débilité, les maladies chroniques chez les chevaux y prédisposent. Toutes ces diverses causes d'ailleurs n'agissent qu'à la longue avec plus ou moins d'ensemble. Dupuy, d'Alfort, d'un point de vue théorique, avait émis l'idée que la morve n'était pas contagieuse ; il lui reconnaissait une origine tuberculeuse (1817), ce sont là deux erreurs qui ne sont plus discutables aujourd'hui. D'autres sont venus prétendre que la syphilis avait la plus grande analogie avec la morve, et cependant, disent-ils, la syphilis ne peut être communiquée à d'autres animaux qu'à l'homme. Des expériences de M. Auzias tendraient à faire penser qu'elle peut s'inoculer au singe.

La philosophie médicale des vétérinaires, en matière d'étiologie, confond le plus souvent l'effet avec la cause. Pour le plus grand nombre d'entre eux les plaies fistuleuses du garot sont des causes fréquentes de morve ou de farcin, toutes deux affections de même nature, l'une étant le commencement et l'autre la fin d'une même essence morbide ; et ce qui le prouve, disent quelques-uns d'entre eux, c'est l'expérience de Gérard de laquelle il résulte que le produit du jetage par les naseaux, chez un cheval ulcéré au garot, déposé sur la muqueuse nazale chez quatre chevaux de réforme, au bout de trente-deux jours, a amené la morve sur trois d'entre eux et le farcin chez le quatrième. Lesdits quatre chevaux abattus présentèrent à l'autopsie toutes les lésions anatomiques de la morve. Je ne discuterai pas l'expérience de

Gérard, elle ne prouve qu'une chose, c'est que le cheval ulcéré au garot et jettant par les naseaux avait la morve, mais elle ne démontre nullement la cause essentielle de la maladie.

Comme toutes les maladies contagieuses et épidémiques, la morve n'atteint pas tous ceux qui sont placés dans les conditions de son développement. De même qu'il existe des hommes que la peste, le choléra, le typhus respecte sans qu'on puisse expliquer leur invulnérabilité là où tous les autres sont atteints, de même il arrive fréquemment que des chevaux sains, placés au voisinage de chevaux morveux pendant un mois et plus (expériences de Renault d'Alfort) et ayant précédemment vécu du même genre de vie, restent bien portants. L'inoculation, elle-même, reste assez souvent sans résultat. Sur cinq chevaux inoculés à Alfort, deux seulement ont été atteints, les trois autres sont restés sains. L'homme jouit parfois d'une semblable immunité; expérimentant, en 1842 à Sarreguemines, l'insufflation de l'air dans les veines sur un cheval atteint de morve aiguë, M. d'Orléans vétérinaire au 11ᵉ chasseurs la pratiquait sous mes yeux à l'aide d'un tuyau de plume introduit dans la jugulaire; le sang de la bête, au moment de sa chute, inonda jusqu'à l'ntérieur de la gorge de l'insufflateur sans effet fâcheux immédiat ou éloigné que je sache.

On a souvent confondu, Laguérinière entre autres, avec la morve vraie contagieuse, toutes les ulcérations des fosses nasales, morve gangréneuse des uns qui ne serait pas inoculable; il est bon de le mentionner.

Si les vétérinaires n'affirment pas tous la contagion de la morve, ils admettent néanmoins qu'à l'état aigu elle est contagieuse. La morve chronique pour le plus grand nombre ne le serait pas. Les faits qui vont suivre les maintiennent dans cette dangereuse croyance. En 1798, six cents chevaux atteints de morve chronique, tirés des armées, amenés à Alfort ne propagèrent pas la morve, assurent-ils. En 1838, M. Delafond mentionnant la présence, dans les attelages de M. Labbé, maître de poste à Alfort, depuis quatre années, d'un certain nombre de chevaux atteints de morve, affirmait que les chevaux sains, jusqu'alors, n'avaient rien éprouvé encore ; il conclut en conséquence à l'inutilité de l'abattage de chevaux atteints de morve chronique capables encore de rendre de grands services sans danger. Ce n'est que très-rarement, dit-il, en terminant, que la morve chronique est contagieuse et, contrairement à ce qu'il vient d'énoncer précédemment, il ajoute : cependant, les chevaux chancrés et glandés, depuis longtemps affaiblis, ayant le poil piqué et dans un état voisin du marasme, chez lesquels la maladie peut passer à la terminaison gangreneuse, dans le doute d'une contagion possible, doivent être abattus. Bien qu'anti-contagioniste, quant à la morve chronique au moins, il conseille l'isolement des chevaux qui en sont atteints. Comme tous les professeurs d'Alfort il nie la contagion, et les uns et les autres prescrivent dans leur école toutes les plus grandes précautions pour éviter tout contact de chevaux morveux de morve chronique même, avec ceux qui sont bien portants.

Ce qui a conduit à penser que la morve n'était que dubitativement contagieuse, c'est l'examen de quelques faits, assez singuliers par eux-mêmes, pour que l'on doive s'y arrêter un instant; ainsi, par exemple, les équarrisseurs de Montfaucon qui pansent les chevaux employés à l'établissement n'ont jamais communiqué la morve à ces mêmes chevaux, et cependant leurs vêtements sont imprégnés des émanations des chevaux morveux à tous les degrés qu'ils ont dépécés ; de même des vétérinaires.

Ce qui enferre à chaque pas plus avant les adversaires de la contagion de la morve, c'est la fréquence des cas dans lesquels des vétérinaires ou des équarrisseurs se sont piqués et déchirés en ouvrant des fosses nasales de chevaux morveux, sans qu'il en soit résulté d'accidents, au dire de M. Delafond. Enfin, répètent-ils, la chair des animaux morveux peut être mangée sans danger. A Montfaucon, la viande des chevaux est vendue, en grande partie pour la nourriture des chiens de la capitale, et il est de notoriété publique que M. Ivart, directeur de l'école d'Alfort, a élevé pendant plusieurs années, pour la cuisine des élèves, une centaine de porcs anglo-chinois, avec les débris des chevaux sacrifiés pour les travaux anatomiques, et jamais ces porcs, dont plusieurs chevaux morveux avaient fait les délices, n'ont souffert dans leur alimentation. Parent-Duchatelet a vu ces porcs, a constaté leur état de santé parfaite et, de plus, qu'ils pouvaient être mangés sans inconvénient.

En 1793, dans la famine, plus de trois cents chevaux morveux furent mangés à St-Germain-en-Laye par les pauvres de la ville et sans le moindre accident; la même chose eut lieu à Vincennes, en 1795. De tout temps, l'usage de la chair de chevaux morveux comme aliment s'est toujours maintenu, à Paris surtout ; n'est-il pas de notoriété publique que la santé des gens des clos d'équarrissage est des plus florissante partout ?

L'académie de médecine, consultée par le Ministre de l'intérieur sur la question de l'établissement d'un clos d'équarrissage près de Metz, répondait par l'organe d'une commission dont Parent-Duchatelet était le rapporteur, que l'on pouvait faire impunément usage des débris cadavériques des chevaux morveux.

Les cuirs, la graisse, les os des chevaux morveux sont utilisés sans inconvénient. D'un cheval mort, dit M. Payen, on peut retirer 60 francs encore ; il est important, dès-lors, que la question de l'innocuité des produits soit démontrée.

Dans l'incertitude de convictions mal établies toutefois, les vétérinaires recommandent le blanchiment à la chaux des écuries des animaux morveux, la purification des harnais. Ce n'est que dans la morve aiguë qu'ils s'accordent, tous ou à peu près, à regarder la contagion comme démontrée.

La morve n'est pas une affection nouvelle. Aristote, du temps d'Alexandre-le-Grand, parle de la morve de l'âne ; Apsyrtus de Pruse, du septième au dixième siècle, écrivait déjà sur la morve et le farcin chez les chevaux. Schilling et Thomas Tarozzi en 1821, Seidler en 1823, Travers et Hertwig en 1826, Crub en 1828, Andew-Brown, Elliotson en 1829, Wolf en 1830, Aléxander et Schilling en 1831, Graves en 1836 et Rayer en 1837 (Mém. à l'Académie de médecine), publiaient des observations tendant à prouver sa transmission des animaux à l'homme ; chronique elle peut durer plusieurs années, aiguë, les deux tiers des malades meurent avant le dix-septième jour; chez tous les animaux qu'elle atteint, ce n'est qu'exceptionnellement qu'elle revient parfois, de l'état aigu à l'état chronique chez le cheval, jamais chez l'homme.

Tous les vétérinaires et Delafond, entre autres, concluaient, en 1838 encore, de la dissemblance de la morve de l'homme à celle du cheval, à la non identité pathologique, ils n'admettaient pas que la contagion de la morve aiguë, du cheval à l'homme, fut prouvée; jamais, disaient-ils, aucun des vétérinaires des écoles d'Alfort, du dépôt de chevaux morveux de Betz, de Pomponne, ni ceux qui pansent habituellement des chevaux morveux n'ont été atteints de morve, quand les recherches si décisives de Breschet et Rayer (Acad. des scieences, 1840) vinrent les contredire.

Sous le coups des préoccupations de la médecine révolutionnaire de Broussais, M. Morel, en 1825 (Traité raisonné de la Morve), en niait la spécificité; c'est là une de ces hérésies médicales que l'on ne saurait discuter. Que n'expérimentait-il l'inoculation, du cheval au cheval ou de l'homme au cheval, comme l'ont fait en 1839 MM. Nonat et Bouley? Parmi les inoculations que ces deux médecins ont faites avec le mucus nasal fourni par un homme morveux (Batisse), de la maladie duquel ils ont donné une histoire si complète, ils citent deux faits où les chevaux inoculés sont morts atteints d'accidents de farcin aigu, c'est-à-dire avant que les lésions pathognomoniques de la morve se soient manifestées comme de coutume.

En 1843 il avait déjà été observé 132 cas de morve ou de farcin chez l'homme, parmi lesquels

89 appartenaient à la forme aiguë et 43 à la forme chronique.

On ne saurait trop s'élever contre les distinctions qu'une mauvaise hygiène vétérinaire tendrait à faire accepter. Hurtel d'Arboval et son église ont scindé la morve en contagieuse et en non contagieuse, c'est là une dangereuse erreur que la plus simple observation des faits peut détruire; en s'occupant trop d'ouvrager des théories sur la nature de la morve on néglige d'en donner des descriptions exactes; la bigarrure des hypothèses qu'elle a suggérées à quelques vétérinaires dispense d'en débattre la valeur.

Comme il importe que les généralités ci-dessus énoncées puissent trouver leur application, il n'est pas hors de propos de faire observer, en ce qui concerne les chevaux atteints de morve chronique, qu'ils peuvent être rangés en six catégories bien distinctes (Tardieu).

1° Chevaux morveux simplement glandés.

2° Chevaux morveux glandés avec jetage séreux ou muqueux.

3° Chev. morv. glandés avec jetage muco-purulent.

Dits
suspects.

4° Chevaux morveux avec glandage et jetage purulent sans ulcérations apparentes.

Dits
morveux.

5° Chevaux morveux avec glandage, jetage purulent et ulcérations visibles,

Dits complète-
ment morveux
incurables.

6° Chevaux morveux avec glandage et cicatrices dans les narines (quand ceux-ci ne sont pas confondus avec ceux de la première catégorie, ce qui arrive fréquemment, ils passent le plus souvent à tort pour guéris).

Dits
mal à propos
guéris.

Nonobstant les rares mais fort équivoques observations de M. Gaulet (1857), avec M. Youatt, Tardieu, etc., je nie la curabilité de la morve.

On a cherché, dans la mauvaise disposition des écuries surtout, la raison des ravages qu'exerce la morve en France et principalement dans notre cavalerie. Elle est ailleurs sans que l'on puisse précisément dire où, parce qu'elle gît dans une foule de causes diverses qui, isolément, n'agiraient pas et qui, réunies, engendrent ordinairement la maladie.

L'humidité, l'aération incomplète, le défaut d'espace, telles sont les causes classiques et banales du développement de la morve. D'après M. Youatt, l'écurie du gentleman engendrerait moins souvent la morve que celle du marchand de chevaux, celle du marchand de chevaux moins souvent que celle du fermier, ce serait surtout chez les maîtres de poste qu'elle serait plus commune. Les émanations ammoniacales, l'air vicié par encombrement agiraient sur la pituitaire et produiraient le mal. Ailleurs, c'est un officier *supérieur* qui tranche résolument la question hygiénique avec la suffisance du grade ; le développement de la morve, suivant l'hybride enfant de Mars et d'Esculape, doit être attribué presque exclusivement au peu d'espace (1 mètre) que le réglement accordait autrefois à chaque cheval dans les écuries de l'armée, de telle sorte que les chevaux ne pouvaient pas tous se coucher à la fois. En conséquence il demande quelques centimètres de plus par stalle et la morve disparaîtra, il l'affirme au moins ; on en a accordé quarante et elle décime toujours nos chevaux.

J'ai vu les casernes de Sarrebruck et de Deux-Ponts ; la morve y est presque inconnue, et, quoiqu'on en dise, les chevaux prussiens et bavarois n'y sont pas plus espacés qu'en France depuis quelques années. Leurs écuries sont fort bien tenues, il est vrai, mais, avant tout, leurs chevaux valent mieux que les nôtres, y sont plus ménagés, avec plus d'intelligence, peuvent se coucher dans le jour sur tout autre chose qu'un pavé humide, manœuvrent rarement aux allures folles et surtout ne sont pas exposés aux alternatives brutales, aux transitions inconsidérées qui sont la source de tous les désastres. La cause ordinaire de la morve dans la cavalerie française est là et non dans la construction seule des écuries, la contagion inoculée aidant parfois. La morve ne sévit-elle pas, en France, dans les écuries régimentaires les plus salubres ! De novembre 1826 à novembre 1827, le 18ᶜ régiment de chasseurs perd 200 chevaux de la morve dans les belles écuries voûtées de Nancy ayant 8ᵐ,60 de largeur et 6 mètres de hauteur, ce qui donne 30 mètres cubes d'air par cheval. En 1842 et 43, à Sarreguemines, le 11ᵉ régiment de chasseurs auquel j'étais alors attaché, sur 190 chevaux anglais reçus depuis 15 mois, en perd un quart par la morve sans qu'on puisse en attribuer la cause aux écuries très-convenables du quartier et des cantonnements de Grosbliederstroff, Neunkirch, Velferding, de Puttelange et de Sarralbe, puisqu'elle ne sévit pas sur les chevaux des particuliers desdites localités. En même temps que la morve décimait les chevaux régnait la fièvre typhoïde intense jusqu'au typhus au milieu des chaleurs de l'été de 1842 et des manœuvres qui précèdent les inspections générales.

La cause de la mortalité dans les corps de cavalerie, c'est la transition brusque, pour les chevaux, d'un genre de vie habituel à une toute autre existence. De jeunes chevaux arrivent des pâturages dans les écuries des remontes ou des quartiers, leur régime est bouleversé : hier ils vivaient en liberté, exposés à toutes les intempéries, et ils étaient bien portants, aujourd'hui on les enchaîne, on les calfeutre, on les rationne, on les harcèle de soins inusités en serre chaude et l'on s'étonne qu'ils deviennent souffrants, comme s'il n'était pas beaucoup plus extraordinaire qu'ils résistent à tant de précautions insolites. La gourme, toutes les affections catarrhales qui les envahissent prennent, comme toutes les maladies endémiques, d'autant plus de gravité, dégénèrent d'autant plus souvent en quelque chose d'analogue à la scrophule ou scorbut, à la fièvre typhoïde même chez l'homme, qu'un plus grand nombre d'individus est atteint. Ce qui fait que toutes ces diverses maladies de transition, d'acclimatement de la vie primitive à la vie sociale perfectionnée sont moins violentes d'ordinaire dans les écuries des particuliers, c'est que chez ceux-ci la discipline des bêtes est moins rigoureuse qu'au phalanstère régimentaire, c'est qu'il est, avec les intéressés plus directement à la possession d'un cheval, des accommodements, des concessions possibles chez les uns, impossibles chez les autres.

Il existe dans quelques haras parqués d'Autriche, au milieu des pâturages, de simples murs construits en vue de protéger les chevaux en liberté contre les intempéries des saisons et qui forment trois angles réunis par leurs sommets (Huzard). Il y a là tout ce qu'il faut pour garantir les animaux des vents et des pluies battantes de quelque côté qu'ils viennent. Ce n'est assurément pas là que les bêtes prennent l'habitude de l'air confiné des écuries régimentaires.

Dans d'autres pays on laisse encore presque constamment les poulains aux pâturages, en Camargue et dans les Ardennes, par exemple, en leur donnant seulement un peu de foin lors des froids rigoureux, quand la terre est dépouillée de toute végétation; les animaux, disent les éleveurs, en sont plus rustiques, mais plus tard, quand ils sont livrés aux marchands qui les mettent aux écuries, il en résulte, pour les y habituer, une foule d'inconvénients, ils ne peuvent supporter d'être privés du grand air et finissent par tomber malades comme tous les animaux sauvages réduits en servitude, bêtes et gens. Ces chevaux font le désespoir des marchands, des vétérinaires, des dépôts de remonte et des régiments. L'homme, pour échapper à la mort, en pareille occurence, a la ressource des congés de convalescence. Le cheval, lui, doit rester à l'attache, et *dulces moriens reminiscitur argos.*

L'hygiène du cheval, on ne saurait trop le répéter, est singulièrement mal entendue parfois par certains capitaines instructeurs, autocrates médicaux préposés à la surveillance et à l'exécution des prescriptions sanitaires d'un vétérinaire dont l'infime subalternéité rend les avis souvent impuissants.

Dans les grandes chaleurs d'été, le séjour des écuries pendant la nuit est des plus pénibles à l'homme; souvent le veilleur incommodé, hors d'état de résister plus longtemps aux influences délétères de l'air confiné, au risque des punitions qui peuvent l'atteindre, aime mieux abandonner son poste que d'en subir jusqu'au bout les douleurs. Je n'ai jamais bien compris qu'il fut possible de passer plusieurs heures de suite, sans inconvénients sérieux, dans un local hermétiquement calfeutré, en vue de prévenir de pernicieux courants d'air et qu'infectait l'haleine de vingt-cinq à trente chevaux tout ruisselants de sueur. Tel était le sort des gardes d'écurie, autrefois, et celui de la plupart des chevaux nouveau-venus des herbages de la Normandie ou des prairies d'Irlande. C'était là les enfants gâtés de la gent chevaline; aussi que j'en ai vu mourir de jeunes chevaux !

Quand venait l'heure de la botte et du pansage on aérait l'écurie et les chevaux commençaient à respirer, mais en même temps le changement de température les impressionnait souvent d'une manière fâcheuse et le bénéfice outré de la nuit d'une chaleur excessive était perdu.

C'est une croyance généralement admise parmi les doctes instructeurs de la faculté de Saumur, des plus compétents en hippiatrique, que la chaleur est une condition favorable au bien-être des chevaux. Les plus fringants et les plus énergiques ne viennent-ils pas des régions chaudes et brûlantes de la Syrie, de la Perse et de l'Arabie ! En conséquence, ils les veulent dans des conditions d'une température élevée dans les pays tempérés.

Quoiqu'il en soit, tous ne succombent pas à la peine; quelques-uns, des plus médiocres souvent, résistent, et d'autres des plus robustes restent valides, quand même, après les épreuves franc-maçonniques auxquelles ils ont eu le bonheur d'échapper, c'est alors qu'ils quittent la remonte pour passer aux escadrons où ils seront moins bien soignés mais où ils auront plus d'air, plus de fatigues, mais d'autres misères à supporter ; une autre ère commence. Aux manœuvres sur des plateaux balayés par tous les vents ils se couvriront d'écume et de poussière, tout ira bien tant qu'ils seront en mouvement, mais, pendant le repos, pour peu que la température soit plus ou moins fraîche, les affections catarrhales séviront sur eux jusqu'à ce qu'enfin l'infirmerie les reçoive et les étiole. Souvent encore il arrive que, par le verglas et la neige, nos chevaux de régiment ne peuvent plus sortir pendant plusieurs jours, advienne une lueur de beau temps, vite on se hâte de les mettre dehors ; ils sont restés trop longtemps dans l'inaction, le temps perdu doit être réparé, cette fois la promenade sera plus joyeuse que de coutume ; au retour il en est qui tombent sur la paille, sous le coup d'un vertige passager : c'est le *vertigo* officiel, encore un cheval voué à la réforme, c'est parfois le plus énergique, le meilleur de la troupe, qu'importe ! le réglement exclut les chevaux vertigineux de l'armée, comme les lépreux et les épileptiques. Telle est l'histoire du meilleur cheval que j'aie jamais possédé, après l'avoir reçu de l'administration des domaines de Rocroy pour 142 fr. et les frais.

L'uniformité d'un régime de vie qui contraste avec l'indépendance de la vie des premiers temps et tous les antagonismes, les surexcitations de l'existence en commun disciplinée par des liens agissent avec bien plus de danger sur des chevaux impressionnables et dispos, parce que, chez ceux-ci, le moral n'est pas écrasé sous le faix des fatigues du corps comme chez le cheval de trait. Il n'y a que le phalanstère imaginé par les bons apôtres de la *Démocratie pacifique* qui puisse créer pour l'homme une condition factice semblable à celle des chevaux de la cavalerie française et qui soit capable de provoquer, en conséquence, le développement spontané de la morve dans notre espèce. La syphilis n'a peut-être pas d'autre origine.

Enfin l'alimentation de mauvaise qualité ou insuffisante, de concert avec tant de causes diverses précédemment énoncées, concourt aux mêmes fins. M. Bouley en a cité des exemples assez concluants (27 juin 1833. Rapport au colonel du 3ᵉ dragons).

L'usage d'une alimentation insolite, tenté sur 130 chevaux d'un établissement particulier transformait dans l'année 57 chevaux précédemment sains en chevaux morveux qui succombèrent tous, comme de raison. Une bonne nourriture empêcha la maladie de se propager aux autres animaux. Il est de notoriété publique encore que l'insuffisance prolongée de l'alimentation produit les mêmes effets chez tous les chevaux. Ainsi, comme les hommes du Nord, les chevaux qui proviennent des régions froides mangent davantage que ceux des régions tempérées ou chaudes, les chevaux anglais surtout mangent beaucoup plus que nos chevaux français, à dimension égale, mais aussi les premiers sont plus forts mais à cette condition, toutefois, que leurs pantagruéliques appétits seront comblés. Les hygiénistes des bureaux de la guerre l'avaient admis à moitié sans trop de façon quand, en 1840, ils décrétaient un supplément de ration aux chevaux de la remonte anglaise, qu'en vue d'économies fabuleuses ils supprimèrent un an ou deux plus tard, pour plus de régularité des comptes de l'administration sans doute, mais au détriment de l'état. C'est encore là une opinion qui m'est personnelle : je prétends que les chevaux de la cavalerie française ne sont pas suffisamment nourris ; les chevaux faits, éprouvés ont assez ou à peu près, les jeunes chevaux souffrent dans leur alimentation, ils n'ont de trop que lorsqu'ils manquent d'appétit. Un régime alimentaire de transition doit être abondant pour tous les êtres de la création bien portants, pour les conscrits comme pour les jeunes chevaux, pour ceux qui passent d'un climat dans un autre, d'une vie monotone à une vie active ou variée, nouvelle, qui exige une dépense d'action inusitée. C'est l'insuffisance de l'alimentation qui contribue pour une forte part à décimer les chevaux français en Algérie dans la première période de la vie de transition et qui perturbe la santé des hommes. Tous ceux qui ont habité des colonies lointaines savent fort bien que l'appétit des nouveaux venus y est insatiable dans les temps qui suivent l'arrivée, or, s'il n'est pas satisfait à point et surtout bien contenu la maladie survient à coup sûr.

On alloue, en France, aux chevaux en marche ou en promenades militaires, un supplément de vivres, il devrait en être de même dans les temps où ces mêmes troupes se livrent à d'ardentes manœuvres, à des fatigues bien autrement rudes sans les mêmes moyens de réaction contre les causes d'affaiblissement qui sévissent sur eux dans les temps qui précèdent les inspections générales. J'ai vu pendant trois mois de l'année, dans tel corps de cavalerie dont je faisais partie, des cavaliers monter à cheval à trois heures du matin, à jeun quant aux hommes seulement, il est vrai, pour n'être de retour aux écuries qu'à onze heures, ils avaient fait le trajet de Grosbliederstroff au terrain de manœuvre de Sarreguemines, l'aller et le retour, dix-huit kilomètres, on avait évolutionné dans l'intervalle pendant trois heures à toutes les allures, en proie à cette surexcitation fiévreuse que donne le fracas des armes et les hennissements des chevaux, ceux-ci sous la discipline du mors et sous la pression des jambes, alternativement irrités ou contraints et médiocrement calmés par vingt minutes d'un repos funeste en deux fois, couverts de sueur et de poussière, exposés aux dangereux effets des refroidissements, c'est alors que les influences morbides avaient beau jeu sur de pauvres bêtes vaillantes et exaltées.

Je comprendrais parfaitement que la ration des chevaux de cavalerie fut plus élevée normalement, mais, en même temps, il conviendrait que, suivant les fatigues en plus ou en moins qui leur devront être imposées, on augmentât ou diminuât la somme de leurs aliments. Ce serait là trop laisser à l'omnipotence des chefs de corps, diront les scribes de l'intendance, qu'importe si ce n'est pas au détriment de la caisse publique ! On laisse bien à un officier la latitude de disposer de la vie des hommes et des chevaux devant l'ennemi, pourquoi lui refuserait-on celle de mieux diriger l'alimentation des uns et des autres au quartier ?

La morve est fréquente, dit-on, chez les grands maîtres de poste, rien de plus naturel, chez eux la

condition des chevaux est la même ou à peu près
que dans les corps de cavalerie.

. L'alimentation en plus ou en moins, bonne ou
mauvaise, suivant que les fatigues sont plus ou moins
grandes, suivant l'espèce des chevaux, suivant le
milieu dans lequel ils vivent, suivant le sang, a une
importance considérable sur la conservation des qua-
lités qui nous les rendent si utiles. Les chevaux des
peuples errants de l'Europe et de l'Asie et des nomades du nord de l'Afrique offrent dans leur régime
quelques notables différences ; ceux des calmoucks,
comme leurs maîtres, se nourrissent sans mesure des
aliments les plus grossiers ; ceux des bédouins, comme
leurs cavaliers, supportent également bien la bonne
et la mauvaise nourriture ; les chevaux tartares, à
défaut d'autre chose, broutent les écorces d'arbres,
de bouleau plus spécialement, et des bourgeons d'ar-
brisseaux des bords du Tanaïs et du Volga sans inconvénients, de même que le cheval barbe, quand
l'orge vient à manquer, sait, au besoin, s'accommoder
de toutes les substances végétales qu'il trouve sur
son passage, le figuier de Barbarie et l'aloës exceptés
cependant, mais à la condition d'un correctif puissant
de toutes les servitudes de la vie sociale, le grand
air, la vie familière, l'hospitalité dans la hutte tartare
et sous la tente de l'arabe. Nos chevaux de la civilisation les plus à la mode sont des êtres factices, pleins
de brillant, propres à de fastueuses parades, impressionnables comme les grandes dames du siècle, va-
poreux et fragiles, ils ne sont rien que des objets de
luxe, les autres, destinés au service journalier de la
selle, harcelés par toutes sortes d'influences, ahuris aux

armées par des exigences sans fin de repos forcés ou
de fatigues excessives, épuisés par trop de misères,
ne durent jamais longtemps. Quant aux chevaux de
trait, bidets de ferme, etc., leur race persiste inva-
riable entre les mains des cultivateurs, les seuls
hommes qui sachent ne rien laisser dépérir dans les
temps de sécurité.

Chez nos cultivateurs ce n'est pas par l'élégance,
ni par l'étendue, ni par la propreté que brillent les
écuries ; les chevaux n'y sont pas si régulièrement
pansés que dans nos casernes, ils n'ont pas toujours
une alimentation des plus suaves, mais elle est d'ordinaire plus abondante. Si les repas sont moins multipliés que dans nos corps de cavalerie, la somme de
nourriture qui leur est octroyée est plus considérable.
Il semble que l'on se soit attaché, en vertu d'un réglement bizarre, à ne donner à manger aux chevaux
de l'armée qu'à l'instant qui précède toujours celui
où ils vont mourir de faim ; leurs repas, s'ils sont
fort minces, sont multipliés à l'infini et fort peu variés
du reste ; la botte par ci, la botte par-là, le pansage,
l'avoine, etc., on est toujours autour d'eux à les
agacer, à les narguer. Sur vingt-quatre heures par
jour, quatre ou cinq fois par semaine quand il fait
beau on les met dehors deux ou trois heures ; le reste
du temps ils se rouillent à l'attache. C'est par extraordinaire qu'ils subissent une fois tous les ans une
série d'exercices de marche qui épuisent les faibles et
qui révèlent les forts, autrement les cavaliers sont
toujours autour de leurs montures rarement dessus.

Si les chevaux de cavalerie pouvaient exprimer ce
que l'évidence démontre, que l'on s'occupe beaucoup

plus de leur toilette que de leur bien-être réel, peut-être songerait-on, pour prévenir la mortalité qui les décime, à les mettre au régime modifié des bidets de ferme, si rudes à la fatigue, si accommodants quant à la quantité des mets qui leur sont servis en trois reprises différentes seulement chaque vingt-quatre heures.

Si les chevaux de race résistent mieux à l'influence des causes débilitantes, aux causes de la morve par conséquent, c'est qu'ils sont plus fermes, plus énergiques, avec une alimentation restreinte, que les chevaux mous qui ne peuvent s'entretenir que par une alimentation abondante; c'est là ce qui explique pourquoi les hommes (Larrey) et les chevaux du midi plus sobres, en général, résistaient mieux que les autres non pas tant au froid de la retraite de Russie qu'aux privations alimentaires qui la rendaient si rude.

Le meilleur moyen d'épuiser l'organisme et de surexciter l'élément nerveux qui le fait mouvoir, c'est de le raviver toujours jusqu'à la fièvre hectique par une alimentation factice, insuffisante. C'est ainsi qu'on exalte la prédominance nerveuse aux dépens de la matière, le moteur au-delà de la force des rouages; l'équilibre fonctionnel se dérange et la vulnérabilité à tous les agents de décomposition s'établit. Prenez un sujet jeune bien portant, pesez-lui parcimonieusement des vivres, faites qu'il ne puisse jamais en user à demi chaque fois qu'après avoir éprouvé tous les tiraillements imaginables dans l'appareil digestif, vous l'étiolerez, il ne sera pas encore malade, mais il n'aura plus qu'une vigueur d'emprunt, de circonstance, tracassez-le, froissez souvent sa misanthropie, si je puis m'exprimer ainsi, qui résulte de la permanence d'une situation contre nature, l'ordre physiologique se pervertira jusqu'à la maladie, c'est là le sort d'un bon nombre de nos chevaux de remonte qui finissent par le farcin ou par la morve, d'une masse considérable de jeunes soldats mieux nourris, dit-on, au corps qu'au milieu des landes pauvres du Morbihan où ils vivaient bien portants toutefois et qui encombrent constamment nos hôpitaux de typhoïques, de scorbutiques et de tuberculeux, nonobstant le bien-être monotone, uniforme régulier, à heure fixe de quartier.

Aucune cause traumatique ne saurait être, par elle-même seule, dégagée de toute raison contagieuse, une source d'infection. La résorption purulente, comme toutes les causes d'affaiblissement, peut y donner lieu quand la constitution a été préalablement altérée (Renault), et l'on serait tenté d'admettre avec M. Hamont qu'une organisation appauvrie dans de certaines formes est, sinon une cause occasionnelle, une cause prédisposante au moins de morve et de farcin. Quant au défaut de race (Hamont) sans l'intervention des causes débilitantes, quant à la frigidité de l'eau (Lardit), quant à l'inspiration de la poussière des grandes routes (Berger-Perrières), ces trois genres d'influences sont loin de pouvoir engendrer tout le mal dont on voudrait bien leur attribuer la puissance. La race ne serait un préservatif contre la morve spontanée qu'en ce sens que les chevaux vigoureux résistent mieux à toutes les causes d'énervation et d'épuisement, parce qu'ils sont plus énergiques, que les chevaux lymphatiques dépourvus des mêmes moyens de résistance aux agents de débilitation, quels qu'ils soient.

L'hérédité, comme cause de la morve, n'a pas été admise par l'école de Lyon (Compte-Rendu de 1833-34). Il suffit qu'il existe un cas dans lequel le père ou la mère ait été morveux à l'instant de la fécondation, sans que le poulain le devienne plus tard, pour que la question soit nettement jugée. D'un fait signalé par Lautour (Journal théorique et pratique, janvier 1833), je ne craindrai pas de conclure à l'hérédité de la morve.

La contagion de la morve n'est pas douteuse, immédiate, elle est fastueusement prouvée, du cheval à l'homme, de l'homme au cheval et de ceux-ci au bouc, à la brebis (Leipsig), au chat (Rayer), au chevreau (Brusch), au lapin (Leblanc), au bœuf (Delafond). Hurtel d'Arboval si confus d'ordinaire est clairement contagioniste et cite des faits qui militent dans le sens de ses conclusions, Gohier, Patron, Gérard, Dandré, Gaulet, Mennechy, Leblanc, Rayer, Barthelemy, Youatt, Dutreilh, James White, Bouley, de l'école de Lyon (Compte-Rendu, etc.), ont fourni leur contingent de faits à l'appui du dogme de la contagion.

D'après M. Hamont, la morve pourrait se transmettre par l'usage des viandes crues provenant des animaux morts de cette affection, il possède, dit-il, des exemples de cette transmission à un lion et à trois chiens de chasse. Si le mode de transmission de la morve par cette voie était si facile, les exemples en seraient moins rares et l'hygiène publique aurait eu à intervenir bien des fois déjà dans le débit de la chair provenant d'animaux morveux si habituel aux portes de Paris et partout ailleurs, partout où il existe des clos d'équarrissage, et, sans chercher si loin, celui de Metz pourrait fournir aux hygiénistes tous les renseignements désirables à cet égard. Bon nombre de chiens sont nourris dans l'établissement de Plantières de débris cadavériques fort indifféremment choisis, je le présume, sur des animaux morveux ou autres, sans qu'il en soit jamais résulté malheur pour eux.

La morve a pu se communiquer par l'injection et la transfusion (Coleman, — Diffenbach, — Dupuy).

L'action du sang des animaux morveux sur les muqueuses avait besoin d'être expérimentée sérieusement pour qu'il soit permis de se prononcer sur la question de savoir jusqu'à quel point la contagion peut en résulter. Le cas particulier que j'ai cru devoir citer plus haut et dont j'ai été témoin pourrait bien ne prouver qu'une chose, à savoir qu'il est des privilégiés par circonstance ou par organisation chez lesquels la maladie n'a rien à faire. Quant à moi je déclare que le fait de l'introduction du sang chaud d'un animal morveux dans la bouche d'un individu, quel qu'il soit, me fera toujours redouter l'imminence de la morve ou du farcin.

Si l'on considère dans quel délai la morve ou le farcin peuvent se développer après inoculation même, on comprend avec M. Renault combien est illusoire la garantie qui fait, de ces deux affections, des vices redhibitoires quand elles se déclarent avant l'expiration des neuf jours qui ont suivi l'instant de la vente, puisque l'incubation de la maladie peut durer de

plusieurs mois à plusieurs années (Youatt, — White,
— Renault, — Dupuis, — Rode, — Bouley, etc.).

Quant à la durée de la maladie une fois bien manifeste, elle varie comme les diverses influences qui
la modifient plus ou moins, mais elle ne guérit pas,
quoi qu'en dise M. Hamont, et elle marche d'autant
plus vite que l'animal est moins bien nourri (Tardieu).

Serait-il contre les règles de l'hygiène de proscrire
l'usage de la chair des chevaux morts de la morve ?
A l'état de crudité j'en redouterai toujours la contagion, à l'état de cuisson l'expérience de tous les jours
démontre qu'elle est innocente de tout le mal qu'on
serait disposé à lui imputer.

Bon nombre d'auteurs ont confondu des accidents
de gourme, des affections des sinus, la tuberculisation
avec la morve et le farcin ; le moyen infaillible de ne
pas s'y méprendre c'est l'inoculation, et cependant
sans y avoir recours, la plupart des vétérinaires ex-
cisent ou cautérisent tous les boutons imaginables
qu'ils qualifient de farcineux et qui ne sont le plus
souvent que des engorgements lymphatiques qui résultent des applications de sétons au poitrail, au cou
ou aux fesses dont on est si prodigue.

J'ai eu longtemps à ma disposition un cheval anglais
qui, pour cause de gourme, avait subi, comme tant
d'autres, la médication réglementaire, absurde et d'or-
donnance du séton au poitrail, en conséquence il en
était résulté avant et après la suppression dudit séton
des chapelets ganglionnaires qui multipliaient d'autant
mieux qu'on les enlevait plus souvent. J'osai demander grâce pour ma monture que je voyais pé-
riodiquement opérer tous les quinze jours depuis trois

mois, elle me fut accordée ; six semaines après, sous
l'influence de quelques frictions mercurielles plus ou
moins réellement efficaces, le *farcin* et les ganglions
avaient disparu. Elle a fait depuis plusieurs années un
bel et bon service au 11e chasseurs et elle a fini par
être réformée comme *rétive*. J'ai la conviction d'avoir
épargné en elle un cheval à l'état, traité à tort comme
farcineux il aurait fini par le devenir. A mon point de
vue, tout cheval morveux ou farcineux est incurable
comme un tuberculeux, le meilleur, le seul traitement
qui convienne aux uns et aux autres, c'est le traitement prophylactique, il n'en existe pas d'autre, ni
palliatif, ni curatif, à moins que l'on ne considère
comme tels les moyens qui opèrent en ne précipitant
pas la terminaison fatale de la maladie ; les dépôts
de chevaux morveux et farcineux de Betz seraient là
pour en témoigner au besoin.

L'espoir que quelques hygiénistes romanesques
croient voir se réaliser un jour, tendant à l'extinction
de la morve et du farcin dans l'espèce, me paraît aussi
mal raisonné que celui qui aspirerait après le temps
où le typhus ou tout autre calamité désastreuse, providentielle, malthusienne, viendrait à disparaître. J'ai
admis la possibilité du développement de la morve
et du farcin spontanés, ce serait être illogique que
de ne pas conclure à l'impossibilité de l'extinction de
la morve et du farcin. Tout ce que l'hygiène peut
faire, c'est de les rendre moins communs. Je veux
bien admettre que le moyen de préservation du farcin
des Wahabites qui consiste à conduire les chevaux
sur le sommet des montagnes est fort innocent, mais
ce que je ne saurais comprendre, c'est qu'on lui at-

tribue des avantages curatifs. Si M. Pruner et Hamont croient encore qu'une alimentation végéto-animale, l'usage de la viande de bœuf, du lait de chamelle et du beurre ait pu, non-seulement mettre à l'abri du farcin et de la morve les chevaux du cheik Aly, mais encore guérir la lèpre chez l'homme et le farcin chez le cheval, c'est là une prétention aussi risquée que celle des mêmes auteurs qui tendrait à faire penser que le cheval noir est préservé du farcin par la couleur de sa robe, c'est quelque chose comme ce phénomène signalé par un professeur de Ferrare qui affirme qu'après la peste de 1348 le nombre des dents chez l'homme fut réduit de trente-deux à vingt-deux ou vingt-quatre.

L'on a publié aussi que des submergés étaient revenus à la vie après être restés seize heures, trois jours et même sept semaines sous l'eau (Ephémérid. naturæ curiosor).

Tous les cas de guérison de la Morve et du farcin cités par tant d'auteurs chez l'homme comme chez le cheval sont niables. Ou la maladie n'était ni le farcin, ni la morve, ou la guérison n'a été qu'apparente, jamais définitive.

Entre tous je ne citerai que deux exemples comme échantillons des faits sur lesquels reposent mes affirmations. Un nommé Galos réputé guéri de la morve et signalé comme tel par M. Monneret (Leçons orales, Journal de médecine, janvier 1843), quelque temps après faisait l'objet des observations de M. Tardieu qui constatait l'existence encore chez le même sujet d'accidents de morve (Thèse inaugurale).

A la fin de 1841, un mulâtre nommé Raymond,

soldat au 11ᵉ régiment de chasseurs à cheval, jusqu'alors toujours bien portant fut attaché momentanément au service des infirmeries vétérinaires et spécialement chargé du pansage de son propre cheval réputé morveux, au bout de quelque temps, malingre, souffreteux, il était dispensé de service pour ulcération aux jambes ; dans le courant de l'hiver il entrait successivement comme atteint d'érysipèle, de scrophule, d'abcès froid, aux hôpitaux de Compiègne et de Senlis dont il sortit toujours plus ou moins bien reblanchi. Le 11ᵉ chasseurs vint à Sarreguemines, Raymond rechuta à plusieurs reprises ; il était encore à l'hôpital du quartier quand le typhus et l'encombrement de l'été de 1842 le firent évacuer sur Bitche ; il en revint plus ou moins bien réparé. On finit par soupçonner la nature de son mal et il fut réformé, je ne sais trop à quel titre ; mais toutefois on le laissa dans une situation assez peu avantageuse. A dix-huit mois ou deux ans de là je le retrouvais malade, farcineux, bien et dûment reconnu tel dans le service du professeur Velpeau à la Charité, plus tard il figurait encore parmi les sujets de clinique d'un autre grand maître après avoir pu se livrer pendant quelque temps aux travaux de sa profession habituelle de menuisier ; depuis lors je l'ai perdu de vue, je ne l'ai jamais considéré comme guéri dans aucun des meilleurs instants des périodes de rémission de la maladie dont il était atteint. Ce serait ici le cas de rappeler les hommes du conseil de santé si vains de leurs prérogatives au sentiment de leurs attributions, *nam agitur de Pelle humanâ* (Baglivi). Ils semblent ignorer que la morve est transmissible du cheval à l'homme.

DU FARCIN.

Aigu ou chronique le farcin a la même origine que la morve, il est transmissible comme elle par contagion immédiate et susceptible de se développer spontanément sous le coup des mêmes influences qui engendrent la morve aiguë ou chronique. Plus fréquent que la morve, il semble le plus souvent n'en devoir être que le préambule. Tous deux peuvent exister à la fois chez le même animal. Les exemples connus de farcin chez l'homme sont tout aussi communs que ceux de morve. Nul ne songe plus aujourd'hui à en contester la valeur.

Pour Abilgaard et Viborg, pour M. Tardieu comme pour moi, la morve et le farcin ne sont que des manifestations diverses d'une même essence morbide sous la forme aiguë ou chronique.

Le farcin aigu peut ne durer que quelques semaines, chronique il peut prolonger notre agonie de quelques mois à trois ou quatre ans.

En résumé la contagion inoculée est la seule cause *déterminante* de la morve et du farcin chez l'homme comme chez les autres animaux, du reste, chez lesquels on les observe, mais en outre, chez le cheval, ces deux maladies, de même nature, peuvent se développer spontanément encore sous l'influence de diverses causes qui, n'agissant qu'isolément, ne produiraient peut-être rien mais qui, quelques-unes d'entre elles, agissant de concert ou toutes ensemble en provoquent le plus fréquemment l'invasion.

La contagion de la morve et du farcin s'exerce non-seulement, du cheval à l'homme et de l'homme au cheval, mais encore de l'homme à l'homme.

Girard fils qui succombait en 1835 à la morve aiguë (Bayle) l'avait contractée en se piquant dans l'autopsie d'un élève d'Alfort mort de la morve aiguë (Rayer). Rocher élève externe des hôpitaux de Paris en 1841 succombait à la morve contractée dans des conditions analogues (Bérard).

D'autres faits cités par Elliotson, Férau, Brusch, Bertrand, viennent à l'appui de ce qui précède.

Enfin l'inoculation pratiquée avec le pus de ses propres abcès sur le charretier Pagout atteint de farcin chronique a déterminé le développement d'ulcérations farcineuses et, de toutes nos recherches sur les formes transmissibles de la morve ou du farcin, il résulte que la morve ou le farcin, aigus ou chroniques, inoculés, donnent indifféremment lieu, tous quatre, à l'une ou à l'autre des quatre formes d'une même essence pathologique désignées tantôt sous le nom de morve aiguë, de morve chronique, de farcin aigu ou de farcin chronique.

Suivant M. Tardieu, si la morve chronique a plus souvent donné lieu à la contagion ce n'est pas qu'elle soit plus contagieuse que la morve aiguë si elle ne l'est pas moins, mais cela tient à ce que les chevaux atteints de morve aiguë sont toujours tenus pour suspects et que les autres atteints de morve chronique restent journellement en rapport avec les gens qui les emploient sans souci des dangers auxquels ils s'exposent. C'est la même raison qui me fait repousser l'infection par l'air ou au contact comme moyens de contagion, celle-ci n'est jamais assez commune pour qu'on doive plutôt l'attribuer à une cause infectieuse médiate qu'à l'inoculation accidentelle par le dépôt, sur les muqueuses ou sur les surfaces dénudées, de la matière virulente qui tombe du nez ou d'ailleurs, chez les animaux déjà malades, sur des objets avec lesquels les chevaux sains peuvent être mis en rapport. Ce qui peut autoriser cette hypothèse, c'est que la transmission de la morve ou du farcin ne s'opère pas toujours localement, tout d'abord, là où l'inoculation a été pratiquée ; parfois la cicatrisation a lieu avant qu'aucun accident primitif ait révélé le passage du virus dans le torrent circulatoire.

Où l'hygiène publique devrait intervenir c'est dans les conditions qui propagent ordinairement la contagion immédiate de la morve et du farcin à l'insu de ceux qui y sont exposés. Des réglements qui ont en vue la salubrité publique interdisent l'usage de boissons frelatées, et ils tolèrent que l'on fasse coucher des hommes dans les écuries de chevaux farcineux et morveux, civiles ou militaires. Nul ne devrait jamais être exposé à périr misérablement à la suite d'inoculation accidentelle, en vue de la surveillance à exercer sur quelques rosses fatalement vouées à une mort prochaine ; le conseil de salubrité s'est déjà prononcé à cet égard, les pentarques du conseil de santé des armées, eux, attendent encore que l'intendance leur ordonne de se prononcer.

Contre le farcin et la morve confirmés, la thérapeutique est désarmée et le topique Térat est sans effet ; contre l'infection immédiate, l'inoculation par les muqueuses ou par la peau dénudée, la cautérisation est le seul moyen de parer à des accidents presque inévitables, intraitables quand ils sont manifestes.

DE LA RAGE DES CARNIVORES ET DES HERBIVORES.

La rage est particulière au chien et au chat, les loups, les blaireaux, les renards peuvent aussi en être spontanément atteints, l'homme jamais. Ce qui la donne à celui-ci c'est l'inoculation par morsure, constamment ou à peu près ; c'est à tort qu'Aristote prétend qu'elle n'atteint pas l'homme.

Les divers états qui simulent la rage dans l'espèce humaine ne sont autre chose que des manies furieuses incapables de se transmettre par le dépôt de la salive sur les muqueuses ou l'épiderme dénudé. En voici un exemple : un médecin de Lyon, en 1817, après l'autopsie d'une louve morte hydrophobe, convaincu qu'il a pu s'être inoculé la rage, en prend tous les symptômes et *guérit*.

Les causes de la rage spontanée sont aussi inconnues que les moyens de la guérir, ne fut-elle même que communiquée. On a émis cette pensée que les animaux (chiens, blaireaux, loups, chats, porcs, renards) (Monneret), chez lesquels la transpiration était insensible, qui ne suaient pas, en un mot, monopolisaient le privilége de la génération initiale de la rage et que la rage n'était pas contagieuse, des herbivores aux autres animaux (Huzard, Dupuy). Fort de quelques exemples, cités par Delafond, qui contredisent certaines expériences (Compte-Rendu de l'école de Lyon, 1810) et celles de Girard et de Vatel, je n'oserais pas l'expérimenter sur moi. Il est acquis à

13

la science aujourd'hui, que la rage développée, la vraie rage, est aussi susceptible d'inoculation chez une foule d'animaux qui peuvent la transmettre à leur tour que de développement spontané chez le chien et quelques autres bêtes et, de plus, qu'elle est parfaitement incurable.

Si la fausse rage (Stillvath) des allemands n'amène pas ordinairement la mort c'est qu'elle est à la vraie rage ce que la manie furieuse dont il a été parlé plus haut est à la rage inoculée chez l'homme.

La Revue de l'Oise publiait, il y a une dixaine d'années, des élucubrations tendant à faire croire que la rage n'était qu'un être imaginaire, qu'une maladie de l'esprit qui n'avait rien de commun avec l'existence d'un virus contagieux; en conséquence, s'adressant à d'autres qu'à des hommes compétents en pareille matière on proclamait l'inutilité, après la morsure des animaux réputés hydrophobes, de pratiques chirurgicales susceptibles de préserver des effets de l'infection virulente.

La propagation écrite de pareilles hérésies médicales dans les masses condamnerait déjà les licences de la presse, si celle-ci ne se compromettait pas tous les jours d'avantage en propageant d'autres erreurs non moins funestes. Les sophismes grossiers et les provocations audacieuses du prophête n'ont pas été jugés dignes de l'examen de l'Académie de médecine, je ne descendrai pas à les discuter, mais j'insisterai toujours sur ce point, qu'il est dangereux de laisser s'accréditer, sous le patronage d'un nom médical, en dehors des écoles, les mauvaises doctrines qui peuvent occasionner de désastreux effets. La police doit sévir contre tout individu qui se vantant de posséder des remèdes contre la rage inspirerait une fausse sécurité et empêcherait de recourir à temps au seul moyen efficace, la cautérisation (Marc).

L'auteur avait offert d'expérimenter publiquement sur lui-même l'innocuité du virus rabique ; son défi ne fut pas à tort considéré comme sérieux parce qu'il ne l'était pas vis-à-vis des hommes compétents et quoiqu'il le fut au suprême degré vis-à-vis de l'opinion publique. S'il n'a démontré à personne que la rage vraie fut une maladie imaginaire, parce qu'il l'a confondue avec les hallucinations qui s'exercent sur des motifs d'hydrophobie, il n'a pas moins détourné, dans certaines localités, ceux qui pourraient être mordus par des animaux enragés, de la pensée d'en annihiler les effets éloignés par les seuls moyens dont la thérapeutique dispose. A ce point de vue l'intervention de l'autorité dans les prescriptions de l'hygiène publique est d'une utilité incontestable, car la rage vraie n'est pas une maladie imaginaire puisqu'elle sévit, inoculée, indifféremment sur ceux qui sont dépourvus d'intelligence et d'imagination, comme chez les hypochondriaques et les rêveurs, chez les bêtes comme chez les gens, chez les enfants comme chez les adultes, à l'insu le plus souvent de ceux qui en subissent l'influence.

Magendie et Breschet ayant pris la salive d'un homme enragé l'inoculèrent à un chien qui, trente-un jours après, fut atteint de rage et mordit deux autres chiens qui devinrent hydrophobes.

Des contagionistes peu circonspects citent aussi des faits plus ou moins authentiques de la transmission de la rage par la chair ou le lait des animaux atteints de rage. Tantôt c'est la viande d'un porc mort enragé servie dans une auberge de Wurtemberg qui donne la contagion et toutes les particularités d'un fait aussi grave reposent sur des bavardage de paysans. Ailleurs c'est un médecin de Ferrare, Lanzoni, qui raconte que toute une famille de campagnards devint enragée pour avoir mangé de la chair de vache morte de la rage, trois individus moururent, dit-il, et les autres *guérirent, grâce à Dieu et aux remèdes,* comme si l'on guérissait de la rage !

Marochetti et Salvatori, l'un en Russie, l'autre en Grèce, ont voulu mystifier les médecins sans doute, en prétendant que les pustules sublinguales des hydrophobes, une fois cautérisées, sont un préservatif infaillible de la rage (Dubois, Path. gén.); les pustules sublinguales sont des chimères.

Thémison de Laodicée, disciple d'Asclépiade, prétendait purement et simplement avoir guéri de la rage (Sprengel).

J'admettrai sans scrupule avec le professeur Gohier, ainsi qu'il a eu occasion de le constater par expérience, la transmission possible de la rage par l'usage de la chair crue de cheval mort enragé chez un chien qui en devint hydrophobe, mais je constaterai aussi que la même expérience n'a pas toujours bien réussi.

Il est infiniment mieux démontré que la viande cuite provenant d'animaux enragés est inoffensive. Le Camus docteur régent de la faculté de médecine de Paris a assuré à Lorry, son confrère, avoir mangé sans accident de la chair d'animal mort enragé.

Le 15 juin 1776, on vendit dans une boucherie de

Médole, dans le Mantouan, la chair d'un bœuf mort enragé sans qu'il en soit rien résulté. Delafond ayant fait manger la langue d'un cheval mort enragé à un chien, celui-ci n'en resta pas moins bien portant. Quant à l'observation citée par Hertwig qui fit avaler à vingt-deux chiens de la bave infectée d'un chien réputé enragé sans que la rage se développât, j'aime mieux admettre que l'animal n'avait pas été enragé que de croire possible un résultat aussi singulier.

Le lait d'animal enragé serait aussi un moyen d'infection pour quelques-uns, Balthasar Timœus raconte que plusieurs personnes contractèrent la rage pour avoir bu du lait d'une vache enragée ; ce qui prouve l'invalidité de son observation c'est qu'il ajoute que quelques-uns de ceux qui étaient devenus hydrophobes guérirent par l'effet des remèdes.

Il est bien mieux avéré que des paysans ont vécu plus d'un mois avec le lait d'une vache mordue sans qu'il en soit rien résulté (Delafond).

Une chèvre a allaité un enfant jusqu'au moment où l'on reconnut qu'elle était enragée, l'enfant n'a rien éprouvé (Delafond).

En enfant de quinze mois auquel on donna du lait tout chaud d'une vache enragée ne s'en porta pas plus mal (Delafond).

QUELQUES MOTS SUR LA GALE ÉPIZOOTIQUE.

Les vétérinaires, contradictoirement avec les médecins, avancent que l'origine des insectes de la gale est due à la présence du virus galeux dans lequel ils se reproduiraient, et M. Delafond, l'un d'eux, formule ainsi sa pensée à cet égard : Ce qui est certain, c'est que les *acares, imprégnés de l'élément virulent dans lequel ils vivent, déposés sur la peau d'un animal y transmettent la gale, c'est que là où existent quelques vésicules pourvues d'acares, ces insectes propagent la gale aux parties voisines et leur destruction amène une guérison prompte.* Quelle philosophie, quand il en est une autre si simple, si lucide et si exacte qu'il serait si facile d'emprunter à la médecine humaine ! Que de dépenses aveugles n'épargnerait-on pas dans les corps de cavalerie, aux infirmeries vétérinaires en voulant bien envisager la gale du cheval, la gale avec acarus comme elle est envisagée chez l'homme, comme une maladie non virulente mais contagieuse par cela seul que l'animal parasite qui la constitue à lui tout seul en est le point de départ et nullement la vésicule qu'il fait naître.

Les uns, avec Delafond, parmi les vétérinaires, nient la contagion de la gale, des bêtes à l'homme, les autres, avec Chabert, l'affirment. Si l'on veut bien admettre que l'acarus du cheval est de même race que celui de l'homme il est irrationnel de conclure comme le premier.

Pour faire comprendre jusqu'où la confusion, le dévergondage des idées peut descendre chez les maîtres de l'art parfois, je ne citerai qu'un exemple. Est-il permis de croire avec D'Arboval qu'un homme de Montreuil ait pu contracter la gale au menton, au contact d'un cheval galeux ? Les vétérinaires ont cela de commun avec M. Crosério l'homoéopathe que, pour eux, la gale est une maladie virulente qui peut tout expliquer.

Sur la question de savoir si la chair des animaux galeux n'est pas insalubre, tout le monde est d'accord qu'on peut en faire usage impunément, les partisans du virus galeux comme les autres.

SUR LA GOURME.

Malgré tout ce qu'en peuvent faire penser les nombreux exemples, plus ou moins décisifs cités par Toggia, tendant à faire croire à la contagion de la gourme, les vétérinaires français n'admettent pas qu'elle soit contagieuse. Selon quelques auteurs anglais, à un certain point de vue, elle n'est pas sans quelque analogie avec diverses affections épidémiques comme la grippe, la rougeole ou la scarlatine, la variole, l'esquinancie et la coqueluche (Vatel). L'homme n'a rien à en redouter et la chair des animaux qui succombent à la gourme ne saurait en rien influencer la santé de ceux qui en font usage.

SUR LA LADRERIE DU PORC.

La ladrerie décrite encore sous les noms divers de maladie blanche, lépos, lèpre, elephas, impétigo, lazardrerie (mal de Saint-Lazare), mézélerie, lèpre, mal-mort, pourriture chez les français, consiste dans une maladie vermineuse du tissu cellulaire due à la présence du ver nommé cysticerque celluleux (Rudolphi) et finit toujours par la mort.

La chair du porc mort de ladrerie jouit d'une fort mauvaise réputation. Moïse et Mahomet l'avaient proscrite dans le but de préserver leurs peuples de la lèpre. En 1716 Antoine du Bour fournisseur était condamné pour avoir vendu des viandes de porc ladre.

La chair de porc se conserve mal par la salaison, elle est réputée malfaisante à ce seul titre, peut-être, mais elle est incontestablement de fort médiocre qualité.

Il y avait autrefois dans les villes des jurés langueyeurs de porcs chargés de constater par l'inspection de la langue si les porcs amenés au marché n'étaient pas atteints de ladrerie, les vésicules ou ampoules grosses comme un grain de millet existant sur les côtés de la langue et renfermant le cysticerque dénotent l'existence de la maladie.

Les bouchers, pour déguiser la mauvaise qualité de la viande de porc ladre, cachent le foie, le poumon, les reins, la tête et les parties où les vers se rencontrent, ils rougissent avec du sang la chair décolorée de l'animal.

L'usage prolongé de la viande ladre comme l'abus de celle des animaux scorbutiques ou atteints de la cachexie aqueuse amène la débilitation générale, à de longs intervalles il est sans inconvénients. Corrompue parce qu'elle ne prend pas le sel, la chair de porc ladre présente les mêmes dangers que toutes les substances organiques putréfiées.

FIN.

J'étais loin de prévoir, en rédigeant les considérations sur les épidémies et les endémies, qu'elles me serviraient à réfuter certaines théories surannées de l'espèce de celles que Paracelse discutait encore il y a trois cents ans.

La théorie des moyens préservatifs et curatifs du choléra épidémique n'est pas suivant de saines doctrines, j'oserai la combattre.

Dans l'accès de choléra, dit-elle, la partie séreuse du sang disparaît, *tel est l'élément générateur* du mal; voilà pour la théorie. En conséquence on devra rendre à l'économie l'équivalent chimique de ce qu'elle a perdu pour que la guérison s'en suive; voilà pour la thérapeutique, exactement comme quand l'huile manque dans une lampe prête à s'éteindre, pour qu'elle continue de brûler, il ne s'agit que d'y mettre du combustible, après quoi on élève la mèche en tournant le bouton et tout est dit.

Mais si la théorie des moyens préservatifs et curatifs du choléra semble devoir répondre, du haut des doctrines chimiques de Sylvius, à toutes les objections quant au choléra humide, elle ne saurait expliquer par les mêmes procédés les symptômes du choléra *sec*.

La méthode thérapeutique qui résulte de la théorie des moyens préservatifs et curatifs a cela de commun avec une foule d'autres méthodes de traitement de la maladie, qu'elle est fort inoffensive et tout aussi impuissante qu'elles probablement, mais elle en diffère en ce sens que ces dernières n'émanent pas de prétentions aussi élevées.

La thérapeutique qui découle de la théorie des moyens préservatifs et curatifs est expérimentale avant tout, comme toutes celles qui ont vu le jour à propos du choléra, y compris la médecine de sentiment elle-même, celle que M. Scoutetten dénomme ainsi par antithèse sans doute, celle de Broussais.

L'écorce de racine de simarouba, l'écorce d'oranges amères et l'extrait de cynoglosse en sirop peuvent être fort agréables à prendre, mais ni l'un ni l'autre, isolément ou à la fois, n'usurperont jamais la qualité de spécifique du choléra.

Il en est des cholériques en expectative ou non qui s'appliqueront la théorie des moyens préservatifs et curatifs, ceux-là en consacreront par leur survivance l'infaillibilité plus ou moins grande, *post hoc ergo propter hoc;* ceux qui succomberont, eux, *post hoc* devront-ils conclure autrement?

L'introduction dit quelque part : *Il ne s'est point trouvé un seul opposant à la théorie qui sert à expliquer la manifestation et la marche successive des accidents cholériques*, ce qui signifierait, à mon sens, que tous les membres de la Société des sciences médicales l'acceptent pour la meilleure.

Mais il en est deux cependant qui ont répliqué, le procès-verbal de la séance du 3 avril 1849 en fait foi.

Si presque tous les membres de la Société n'ont pas cru devoir s'élever, *illico*, contre une théorie irréfutable par cela seul que la chémiatrie n'a plus rien de sérieux, d'eux d'entre eux, que l'auteur de la théorie veuille bien se le rappeler, s'étaient l'un et l'autre assez expliqués déjà sur ses défectuosités principales quand la discussion a été interrompue brusquement et ajournée.

L'un de nous avait dit : 1° que la théorie de M. Scoutetten avait déjà été publiée par M. Dalmas, en 1834, dans le Dictionnaire en trente volumes.

2° Que la médication proposée par M. Scoutetten ne dérive pas de la théorie reproduite par lui, que, s'il était conséquent, il devrait préconiser une méthode qui consiste à injecter de l'eau salée dans les veines, — méthode inutilement tentée du reste en Angleterre par Lewins.

3° Que la théorie proposée par M. Scoutetten est l'explication de la mort des cholériques et non pas celle de la maladie ; la séparation de la partie séreuse du sang d'avec la partie solide est une lésion consécutive au développement de la maladie et non pas la maladie elle-même.

Quant à moi j'avais soutenu, comme je l'ai fait

depuis encore, que l'organisme humain n'était pas une machine capable de fonctionner sans moteur dynamique, ni en physiologie, ni en pathologie, et qu'à ce titre seul la théorie des moyens préservatifs et curatifs n'expliquait rien, ni la physiologie de l'homme sain, ni celle de l'homme malade, que, par conséquent, la médication tendant à réparer les pertes du serum ne produirait pas les effets préservatifs et curatifs de l'accès cholérique, dût-il être humide, à fortiori quand il ne le serait pas.

En matière de théorie et d'explications des choses que nous ne saurions expliquer, la théorie des moyens préservatifs et curatifs pourrait bien être encore une hérésie médicale comme la théorie des graines de moutarde recélées par les reins fut autrefois une hérésie physiologique.

L'auteur de la théorie des moyens préservatifs et curatifs du choléra s'est engagé vis-à-vis de la Société médicale, et sur les observations de son président, à retirer, dans les éditions à venir, la phrase qui a *exalté les susceptibilités* de quelques-uns des sociétaires ; c'est s'exécuter de bonne grâce, j'en conviens, mais, en attendant, ceux qui n'inspireront leur philosophie qu'aux sources de la première édition n'en croiront pas moins à tort, jusqu'à démonstration du contraire, que la Société médicale de la Moselle toute entière est convertie à la théorie des moyens préservatifs et curatifs du choléra.

Dans la séance du 17 avril j'ai lu à la Société une réfutation de la théorie des moyens préservatifs et curatifs du choléra, j'en rapporterai ici quelques passages :

« Parce que la cause du choléra n'est pas maté-
» rialisable, ce n'est pas à dire pour cela qu'elle soit
» inconnue ; elle a cela de commun avec celle de
» tous les fluides magnétique, électrique, etc., qu'elle
» n'est jamais palpable, mais les unes et les autres
» n'en existent pas moins, et les physiciens qui n'ont
» constaté l'existence des fluides magnétiques et
» électriques que par leurs effets ne la révoquent pas
» en doute. La philosophie médicale ne saurait-elle
» reconnaître l'existence de la cause épidémique du
» choléra par les mêmes moyens, par les effets
» qu'elle observe ?

» Mais de ce que nous connaissons la cause pa-
» ludéenne du choléra endémique et la cause dyna-
» mique du choléra épidémique, médicalement par-
» lant, ce n'est pas à dire pour cela que, connaissant
» la cause *médicale* du mal, la médecine doive né-
» cessairement, en conséquence, en trouver le re-
» mède. De ce que la physique connaît la cause
» physique des phénomènes électriques, a-t-elle pour
» cela trouvé les moyens d'en prévenir les effets ?
» Nullement, elle les dirige dans une certaine me-
» sure, mais ne les conjure pas.

» M. Scoutetten admet que la cause du choléra
» est moins inconnue toutefois que celle de la rou-
» geole et de la variole.

» Au point de vue de l'étiologie, nous savons de
» celles-ci tout ce que nous pouvons en connaître.

» Quant au diagnostic de ces deux sortes d'affections,
» rien de plus clair; quant au pronostic, il est es-
» sentiellement subordonné à l'appréciation d'un bon
» jugement médical réservé et circonspect; quant au
» traitement, il est parfaitement bien décrit dans les
» auteurs de l'école hippocratique; s'il n'en est pas
» qui puisse juguler la maladie, il en est un au moins
» qui la contient, la dirige et ne l'aggrave jamais.

» La marche de ces deux affections est bien connue,
» les périodes de la variole surtout sont aussi régu-
» lières que celles des divers temps de la vie.

» La fin et les conséquences de ces deux sortes
» d'affections sont parfaitement appréciables.

» Le choléra débute parfois sans préambule,
» M. Scoutetten (Relation historique et médicale du
» choléra, 1831) en a publié deux exemples, l'ob-
» servation Bobach et une autre.

» Les vieilles traditions hippocratiques que l'expé-
» rience a consacrées, sinon très-efficaces contre le
» choléra, rationnelles au moins et plus ou moins
» puissantes contre quelques-unes des manifestations
» accessoires de la maladie cholérique, ne sont pas
» tant à dédaigner.

» S'il est une théorie *médicale* qui puisse s'appli-
» quer à la nature et au traitement du choléra, mais
» que l'expérience n'a pas sanctionnée non plus, je
» me hâte de le dire, c'est celle qui tend à faire
» considérer l'accès cholérique comme l'équivalent
» de l'accès pernicieux. En conséquence, ce serait

» contre l'*imminence* de l'accès cholérique qu'il fau-
» drait agir et par les préparations de quinquina. Le
» médecin, dans la conviction qu'il n'est pas de
» spécifique reconnu du choléra, ne risque rien d'es-
» sayer encore le sulfate de quinine, comme expé-
» dient, rien de plus.

» Théoriquement, on ne saurait comparer l'accès
» cholérique qu'à certains accès pernicieux contre
» lesquels le sulfate de quinine a été impuissant le
» plus souvent, efficace parfois quand l'accès était
» modéré, soit qu'il dût l'être *ipso facto*, soit que
» le sulfate de quinine administré à propos avant qu'il
» n'éclatât l'ait assez contenu pour que la guérison
» s'en suive.

» Le travail de M. Scoutetten offre un extrême
» intérêt dans la relation des expériences de trans-
» fusion tentées par Diffenbach, mais celles-ci sug-
» gèrent une réflexion que je n'ai pas faite seul. Il
» s'agit d'un cholérique en plein accès ; pour aider
» au traitement expérimental que l'on juge à propos
» de lui appliquer on lui ouvre une grosse artère (la
» carotide). De deux choses l'une, ou le cholérique
» opéré succombera ou il ne succombera pas au
» choléra après le traitement. S'il meurt la respon-
» sabilité médicale est à l'abri, s'il ne meurt pas sous
» les coups du mal cholérique il vivra dans l'expec-
» tative des conséquences d'une opération chirurgi-
» cale très-compromettante dont il pourrait fort bien
» ne pas revenir. »

Après lecture faite, M. le président a demandé à

la société si quelqu'un de nos collègues avait des observations à présenter; nul n'a réclamé. Est-ce à dire pour cela que mon appréciation des causes, de la nature et du traitement du choléra soit sans réplique? Je n'oserais pas m'en flatter. Dois-je, en conséquence, conclure comme M. Scoutetten? Mais alors quel est l'hérésiarque, de l'auteur de la théorie des moyens préservatifs et curatifs ou de son adversaire, quel est celui qui sera brûlé vif de M. Scoutetten ou de moi?